# LA MEDICINA NARRATIVA NELLA RICERCA E NELLA PRATICA CLINICA

ANNUARIO SCIENTIFICO SIMeN 2022

A CURA DI STEFANIA POLVANI

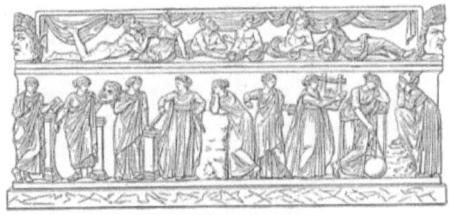

Aonia edizioni

*I diritti di autore saranno devoluti alla*
*Società Italiana di Medicina Narrativa*

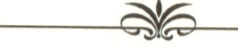

ISBN: 978-1-4478-2188-5
www.aonia.weebly.com

Copertina: Anonimo, *Vaso di fiori*, Collezione privata
su concessione di Stefania Polvani
Direttore editoriale: Leonardo Carriero

# INDICE

## PRIMAVERA E ESTATE

## INVERNO

# LA MEDICINA NARRATIVA NELLA RICERCA E NELLA PRATICA CLINICA

## ANNUARIO SCIENTIFICO SIMeN 2022

A CURA DI STEFANIA POLVANI

# La Medicina Narrativa è di tutti.
## Introduzione all'Annuario

*«Non ho mai conosciuto persone forti che non hanno attraversato in passato molte difficoltà.» (Anonimo)*

Il primo annuario della SIMeN documenta e comunica a tutti il lavoro dei soci che a vario titolo hanno costruito e partecipato agli eventi del 2022. Certamente un annuario ha la sua ragion di esistere laddove c'è un mondo, in questo caso quello attorno a SIMeN e alla medicina narrativa, che desta interesse. SIMeN ha organizzato moltissimi eventi e progetti di formazione e, anche per questo, ha contato soci in crescita costante negli ultimi due anni. Posso ricordare qui solo alcuni eventi, senza però dimenticare le numerose iniziative con patrocinio SIMeN o la partecipazione di soci a eventi distribuiti nel territorio.

A gennaio si è svolto, online, "R-Esistere Le storie dietro ai numeri Imparare dal Covid. Il contributo della Medicina Narrativa per creare sinergia tra dato qualitativo e quantitativo".

Ad aprile, in presenza a Perugia nell'Aula Magna dell'Università di Medicina "La Medicina Narrativa nella pratica clinica" per presentare e avviare un confronto tra le esperienze umbre.

Il 28 settembre, alla presenza di 300 persone connesse online, si è svolto il Primo forum della Medicina Narrativa in Italia.

Sono stati molto partecipati, sia nel 2021 che nel 2022 gli incontri ECM online di "R-Esistere, Dialoghi in Medicina Narrativa" con esperti dell'ambito e dei temi correlati.

I corsi per facilitatori di Laboratori di medicina narrativa, livello base e livello avanzato, dal 2020 hanno condotto alla creazione di un Albo che ha certamente un significato individuale per ciascun professionista ma nondimeno un significato di sistema quanto alle possibilità di trasmissione e sostegno alla progettazione.

L'annuario 2022 esce quando la medicina narrativa in Italia ha assunto un significato più puntuale e più concreto. Richiamiamo adesso, una volta di più, la ben nota definizione della Consensus conference (ISS 2015): la medicina narrativa è una metodologia di intervento clinico-assistenziale che si basa su competenze comunicative e che identifica la narrazione come strumento fondamentale per acquisire, comprendere e integrare differenti punti di vista presenti nella malattia e nel processo di cura.

Ma portandoci oltre a questa definizione per vederne l'applicazione, la nostra medicina narrativa, nel nostro Paese, rappresenta uno strumento concreto di miglioramento dei nostri servizi sanitari e di cura in termini di aderenza alla terapia, prevenzione conflittualità, benessere organizzativo, relazione con le famiglie, soddisfazione dei servizi, qualità della vita... Tutto questo basandosi sulla valorizzazione delle storie e delle abilità narrative e sulla realizzazione di progetti di medicina narrativa di piccola, media e grande dimensione.

In conclusione. La SIMeN, ovvero il soggetto che ha proposto la medicina narrativa in Italia, ha dovuto attraversare difficoltà per essere prima chiara, poi apprezzata, poi compartita: di questo sono personale responsabile testimone. Oggi lo scenario è quello di un futuro in cui la medicina narrativa non si spiega ma si applica, non porta possibili vantaggi ma risultati. Ed è di tutti, come già molto tempo fa dicevo ed ho scritto, perché coinvolge la responsabilità di tutti, in questo annuario ben rappresentati: cittadini, professionisti, istituzioni.


Stefania Polvani
Presidente SIMeN

INVERNO

# Medicina narrativa italiana. Cosa ha fatto e cosa potrà fare

*Stefania Polvani*
*Presidente Nazionale SIMeN*

Il primo forum della medicina narrativa (MN) in Italia bisogna dire, prima di tutto, è stato "partecipatissimo". Nel suo benvenuto iniziale Maria Emilia Bonaccorso giornalista di ANSA ha affermato "siamo tantissimi siamo una cifra impressionante". Il primo forum ha raggiunto quasi 500 iscritti ed è stato seguito costantemente da 300 persone durante tutto il suo svolgimento. In molti tra gli iscritti hanno anche mandato un'idea, un contributo, una domanda o una proposta di intervento, tanto che è stato messo in cantiere un post forum a due mesi di distanza dal forum. Partecipatissimo, sia da volti noti che da volti nuovi: questa è la seconda considerazione da fare.

Con il forum la MN è "uscita di casa", ha invitato ed ha raggiunto l'interesse di soggetti che non avevano mai ascoltato le possibilità che la MN offre a cittadini, professionisti ed organizzazioni. Richiamando ancora Bonaccorso - esperta di sanità e che negli anni ha raccontato cosa cresceva nel mondo della MN - il forum ha voluto mettere alla prova questa metodologia che si fonda su una espressione "meravigliosa, molto ampia, molto evocativa ma, come spesso accade quando si danno delle definizioni così ampie, forse difficile da comprendere per riuscire a comprendere veramente che cosa c'è c'è dentro la scatola" Proprio perciò il 28 settembre SIMeN ha voluto aprire quella scatola, lavorando duramente e non senza rischio di incomprensione e svalutazione, ad approfondire che cos'è, come funziona, in che direzione sta andando la MN, a evidenziare le possibilità di verificarne vantaggi e risultati. Grazie anche ad un board di esperti del mondo scientifico, delle organizzazioni e della cura, da SIFO a SIMG, da UNIAMO a LICE, dall'Istituto di Management del Sant'Anna a Next Value Care. Questo incontro è stato pensato, dibattuto, poi organizzato e infine realizzato con un grande spinta ed entusiasmo, ma non senza dubbi. Ho sentito tutto questo, sia come presidente della SIMeN che come persona che da tanto tempo si occupa e promuove la MN, a livello locale, italiano e anche in un progetto europeo. SIMeN è stata fondata nel 2009 e rinnovata nel suo statuto nel 2018; è rappresentata da un direttivo di 13 consiglieri, è costituita da tante idee e progetti, da esperienze di persone diversa professione e provenienza territoriale, da un numero di soci che è in continuo crescendo. Il primo forum per SIMeN è una "chiamata alle armi" per promuovere la nostra MN. Da quelle scintille che hanno fatto nascere l'interesse in poche persone siamo arrivati anche al primo forum in Italia, mostriamo cosa la medicina narrativa ha fatto e attiviamo una conversazione su che cosa potrà fare. Non abbiamo più bisogno di definire la MN.

Personalmente i miei primi spunti di interesse sono nati dalla lettura di articoli pubblicati sul British Medical Journal: nel 1999 Greenhalgh e Hurwitz, due medici, avevano scritto che lo studio delle narrazioni ha un valore insostituibile nella pratica clinica, nella pratica quotidiana nella cura: perché può sviluppare la comprensione delle situazioni e perfino permettere opzioni diagnostiche e terapeutiche che potrebbero essere ignorate. E sono cresciuti nell'incontro con Byron Good e nelle riflessioni su disease e illness. Molti di noi italiani hanno ricevuto motivazione e conoscenze dal lavoro di Rita Charon, riconosciuta fondatrice della MN e che ha promosso alla Columbia University a New York una formazione dal valore impareggiabile per i futuri medici. In tanti ne conosciamo pubblicazioni, spunti, lezioni e l'abbiamo ascoltata o incontrata in diretta.

In Italia la MN è una metodologia di intervento nella pratica clinico-assistenziale, abbiamo fatto un gran lavoro per riconoscere questo nella Consensus conference all'ISS nel 2014: produce trasformazioni radicali e apre le porte della pratica clinica. Non è un circolo di discussione, non è qualcosa di esclusivo per chi ama la letteratura la poesia il cinema, non è elitaria per persone colte: è un metodo per intervenire nella cura, per rendere migliori le storie di malattia e di cura.

Al primo forum porto la mia responsabilità ed esperienza personale. In Italia ho visto nascere, crescere, dare risultati al laboratorio di medicina narrativa NAME, in cui in un'azienda sanitaria grande e complessa, professionisti di molte aree terapeutiche, dalla terapia intensiva alla cardiologia e anche del mondo socio sanitario, si sono unite per arrivare a dei risultati verificati in formazione, ricerca e pratica di cura. Abbiamo lanciato Viverla Tutta, la prima ricerca online, molto partecipata, su storie di malattia e di cura croniche e rare, che ci ha portato alla Consensus conference. Abbiamo creato strumenti narrativi ad hoc, come il Decalogo per la comunicazione medico paziente, che in cardiologia in maniera statisticamente significativa cambia perfino l'aderenza alla terapia; abbiamo preso in prestito interviste e focus group per scoprire il potere delle storie anche in decisioni organizzative, ad esempio in terapia intensiva. Ma io vorrei soprattutto testimoniare il potere contagioso della medicina narrativa. È quel "qualcosa" che supporta le persone, professionisti o pazienti, e perfino le organizzazioni quando c'è da dare o ricevere una brutta notizia. Quando c'è difficoltà ad arrivare a una diagnosi. Quando un reparto non gira, magari per questioni legate alla comunicazione o alla relazione con i pazienti o nel team... Negli ultimi tempi SIMeN ha ricevuto una crescente richiesta di collaborazioni e di progettazione; ha dedicato molto impegno nella formazione di facilitatori di laboratori di MN con il grande risultato della creazione di un albo di facilitatori; come da statuto ha promosso la nascita di un centro studi e di Eunames, ma anche progetti nazionali come R-Esistere; sono in uscita borse di studio per le migliori tesi narrative e premi per i migliori progetti di medicina narrativa; ha collaborato a molte attività di formazione nelle ASL e nelle università. L'elenco sarebbe lunghissimo. Siamo arrivati fin qui e grazie a importanti parthership con società scientifiche, associazioni e università si è costituito un board scientifico ed è nato il primo forum sulla MN in Italia nella pratica clinica, nei percorsi accademici, nella ricerca. Negli ultimi tempi vado ripetendo che la mia MN è maggiorenne, dato che me ne occupo dal 2004, in certi periodi anche nel mio lavoro, ma mai ho smesso di occuparmene nel mio tempo libero. Questo primo forum porta l'idea che non possiamo aspettare ancora, c'è una chia-mata forte: dobbiamo passare ad applicarla più possibile. La MN è maggiorenne e può e deve uscire dalla sua dimora. Siamo al giro di boa se "Mario Rossi" arriva al Pronto Soccorso e si accorge che esiste la MN, come dicemmo conversando con un mio Direttore Generale che ho stimato molto, e se parleremo sempre di più di risultati e non solo di vantaggi, grazie alla collaborazione del board scientifico.

Una frase che mi piace moltissimo è "le cose semplici non hanno bisogno di spiegazione" e questo è ormai vero per la MN. Noi potremo essere testimoni della massima applicazione nella pratica clinica, non parlarne tra noi ma vederla applicata; inserire le tecniche e gli strumenti nel quotidiano della cura; in Italia siamo veramente veramente competenti, potremo siglare collaborazioni ed essere a fianco delle istituzioni che vorranno accompagnarci in questo nuovo percorso. Potremo inseguire la visione di una sola medicina, di una sola cura, che non dimentichi la persona che sia attenta alle emozioni, attentissima all'ascolto, alla comunicazione, alla relazione che sono l'essenza della MN. Oggi usciamo con la MN da casa nostra, usciamo per prendere parte alle cose. Ognuno di noi può agganciarsi alle tante, importanti, esperienze di medicina narrativa e "prendere parte alle cose" per poter creare un futuro inedito per la salute in Italia.

Vi ringrazio di cuore.

## R-Esistere. Per una medicina che si prenda cura

*Mario Cerati*
*Direttivo Nazionale SIMeN*

Se chiediamo a chiunque che tipo di materia sia la medicina la risposta sarà: è una materia scientifica.

Eppure, l'interruzione biografica che impone la malattia alla nostra quotidianità e il bisogno di salute, che è un bisogno primario, generano un arcobaleno di aspetti che riguardano il risvolto umano, aspetti anche drammatici. Chi si occupa di cura si deve confrontare con questo aspetto la medicina anche perché il tema non è lezioso: sappiamo ormai da tempo, a partire dagli studi neuroscientifici di Mc Lean, che il nostro sistema nervoso autonomo (SNA) è collegato a una parte di cervello, in particolare il rettiliano, che interviene direttamente sul rilascio di tantissimi mediatori ormonali e chimici che regolano le nostre funzioni biologiche. Sono, fra l'altro, le emozioni, gli stati d'animo, i traumi passati o presenti che regolano questo asse con il SNA e questo è uno dei motivi per cui non basta la parte biologica a spiegare certi fenomeni. Sentimenti e vissuti fanno la loro parte creando un meccanismo biologico che addirittura, a volte, compete con i farmaci. Per non parlare di quando generano una mancata compliance.

Altra cosa che conosciamo ormai benissimo da una vastissima bibliografia è che, quando manca una buona relazione medico paziente, fatta di ascolto ed empatia, si generano maggiori errori diagnostici e malpractice.

In ultimo, nell'aspetto umanizzante della medicina c'è una salvezza anche per il medico, che rischia meno burnout e sindromi da spersonalizzazione.

Saper gestire, da parte dei singoli e delle organizzazioni, questo approccio che unisce la parte medico-biologica a quella dei vissuti, richiede un percorso che è ben indicato dalla sinergia fra la ricerca qualitativa e quantitativa e che sa "allenare" a usare le narrazioni come elemento fondamentale per dare un senso alla evidence based medicine e alla richiesta di personalizzazione delle cure che viene dai pazienti e dal mondo medico.

Il covid ci ha messo ancora di più di fronte a questo aspetto dove i soli numeri non possono più bastare a raccontare il fenomeno "malattia" in tutti i suoi aspetti.

Questo convegno ha dato una sintesi dei tanti punti di vista che ruotano su questi temi e sulla capacità che ha la medicina narrativa di sviluppare un percorso virtuoso che sa agire su più piani: il sollievo immediato per i pazienti, l'ambito formativo, quello organizzativo e riorganizzativo, quello di sollievo per il carico che deve sostenere il medico e infine quello di prevenire malpractice ed errori diagnostici.

È tempo di rappresentare la medicina, insieme a tutte le professioni di aiuto che gli gravitano intorno, per quello che è nella realtà dei fatti: una materia scientifico-umanistica.

# LA FORMAZIONE IN MEDICINA NARRATIVA E IL DATO QUALITATIVO

*Nicoletta Suter*
*Direttivo SIMeN*

## ABSTRACT

In questi ultimi anni abbiamo assistito a una proliferazione di progetti ed eventi formativi di medicina narrativa nella realtà italiana nella forma di convegni e corsi, che hanno coinvolto molte professioni ed hanno aperto nuovi scenari di riflessione sul rapporto tra il paradigma biologico della medicina e quello bio-psico-sociale, tra discipline ideografiche e discipline nomotetiche e più in generale tra scienza e umanesimo. Sono anche sorte delle nuove domande sull'efficacia e sugli impatti di questa di formazione, sia da parte dei formatori sia da parte delle organizzazioni sanitarie e del pubblico più scettico e resistente nei confronti delle pratiche narrative. In questo elaborato vengono illustrate l'importanza e le potenzialità dei metodi della ricerca qualitativa e mixed-method per valutare l'efficacia della formazione in termini di apprendimenti e trasferimento di competenze.

## NARRAZIONE E FORMAZIONE

Le "Linee di indirizzo per l'utilizzo della medicina narrativa in ambito clinico assistenziale, per le malattie rare e cronico degenerative", emanate dall'Istituto Superiore di Sanità e pubblicato a febbraio 2015 nel Sole 24ore Sanità, alla IV raccomandazione invitano a "introdurre la competenza narrativa in tutti i suoi aspetti e ambiti di applicazione nei percorsi formativi accademici e di sanità pubblica degli operatori sanitari e socio-sanitari", attraverso percorsi multidisciplinari e interprofessionali con uso di metodi attivi e strumenti come la raccolte di storie di pazienti, familiari e operatori sanitari, la scrittura riflessiva, la letteratura, il cinema e altre arti espressive ed infine le applicazioni digitali. All'articolo otto della legge 219 del 2017, "Norme in materia di consenso informato e di disposizioni anticipate di trattamento", si legge che «il tempo di comunicazione è tempo di cura»: e poiché la narrazione è parte del processo comunicativo all'interno di una relazione terapeutica possiamo affermare che ascolto, comprensione, interpretazione e risposta a una storia di malattia sono tutti gesti di cura. Questo è un nodo centrale della formazione alla medicina narrativa, che è nata dallo stimolo di riportare attenzione alle storie di sofferenza e di vita delle persone, il cui ascolto attento e interessato porta il curante ad allargare lo sguardo sui molteplici aspetti che concorrono al processo della salute, della malattia e della cura. L'unicità dell'agenda del paziente (Moja, 2000) richiede che gli operatori siano in grado di costruire una "concordance" rispetto a un piano assistenziale ed anche esistenziale condiviso. A partire da queste premesse, risulta fondamentale promuovere nei curanti lo sviluppo di un set di competenze denominate narrative, spendibili in più ambiti: le pratiche di cura, il team di lavoro, il benessere e la cura di sé come operatori, lo sviluppo delle organizzazioni sanitarie e la crescita delle comunità professionali, culturali, sociali in senso ampio.

## VALUTARE L'EFFICACIA DELLA FORMAZIONE IN MEDICINA NARRATIVA

Valutare l'efficacia della formazione alla medicina narrativa e le sue ricadute a livello clinico, educativo, relazionale, comunitario ecc. è una questione molto complessa in quanto non è possibile applicare un meccanismo lineare di causa effetto all'analisi di questo fenomeno. Molti sono i fattori in gioco che incidono sia sullo sviluppo sia sul trasferimento delle competenze dall'aula alla loro applicazione e spendibilità nelle pratiche di cura. Possono essere fattori di contesto legati alle caratteristiche dell'organizzazione e del suo clima interno, oppure legati alle caratteristiche individuali dei vari attori del processo assistenziale, alle loro storie e vissuti, alla convivenza non sempre sintonica di diversi paradigmi della salute, malattia e della cura all'interno delle istituzioni sanitarie. Inoltre vi sono quattro questioni che vanno tenute in considerazione quando si argomenta il tema della valutazione di efficacia della formazione narrativa e sono: a) le caratteristiche della competenza narrativa; b) le caratteristiche del metodo pedagogico della medicina narrativa; c) i livelli di valutazione della formazione; d) la formazione narrativa in ambito accademico e nel long life learning. La prima questione riguarda il costrutto della compete a narrativa, che in verità rappresenta una costellazione di competenze e non qualcosa di unitario. Infatti, attraverso la formazione narrativa si intende sviluppare e allenare capacità di attenzione, di osservazione, di ascolto, capacità testuali di lettura e di scrittura; competenza emotiva e sociale (tra cui troviamo anche l'empatia, la collaborazione, il lavoro di gruppo), competenza culturale, postura narrativa, immaginazione e creatività, riconoscimento della diversità, comprensione e accettazione dell'ambiguità e vulnerabilità, consapevolezza e abilità per la cura di sé e della propria identità narrativa. Quando dunque si decide di valutare l'efficacia della formazione è necessario chiedersi su quali conoscenze, abilità, posture, atteggiamenti si vuole porre attenzione in termini di elementi in uscita dal processo formativo. Per quanto attiene la seconda questione, la formazione alla medicina narrativa si fonda su una metodologia d'insegnamento e apprendimento rigorosa e disciplinata che riconosce un ruolo privilegiato al dispositivo pedagogico del laboratorio narrativo-esperenziale rivolto al piccolo gruppo (Charon, 2017). Lo stesso si basa su tre attività fondamentali, cioè la lettura accurata, attentiva, la scrittura espressiva, riflessiva o creativa e la condivisione. Questo dispositivo pedagogico di base permette al piccolo gruppo in formazione di sperimentare la triade pratica della medicina narrativa con i suoi tre movimenti di attenzione, rappresentazione e connessione (Delorenzo, 2021). Questo metodo, che appare come un presupposto fondamentale per sviluppare la competenza narrativa, è applicato in modo eterogeneo nei diversi contesti geografici e culturali (Milota, 2019), alterando la riproducibilità dei setting in cui viene effettuata la valutazione di ricaduta della formazione erogata. Per superare questa criticità da alcuni anni alla Columbia University sono stati avviati percorsi di master e di certificazione delle competenze con l'obiettivo di formare professionisti in grado di utilizzare e diffondere in modo rigoroso quel metodo pedagogico che sta dimostrando di sviluppare le competenze attese. In Italia questa stessa operazione si sta compiendo sotto l'egida della SIMeN (Società Italiana di medicina narrativa) attraverso il percorso formativo di base ed avanzato per facilitatori di laboratori narrativi, con l'obiettivo di creare una comunità di buone pratiche della formazione narrativa in grado di diffondere e implementare la medicina narrativa nella clinica, nell'educazione e nella ricerca del nostro Paese. Una terza questione riguarda i livelli di valutazione della formazione. Donald L. Kirkpatrick ha ideato nel 1959 uno dei modelli più noti per misurare l'apprendimento in generale e dunque non solo nel mondo sanitario. Nel 1998 ha poi perfezionato lo strumento reperibile in una sua pubblicazione intitolata Evaluating Training Programs: The Four Levels. Secondo l'autore gli esiti della formazione sono di quattro tipologie: 1) reazione; b) apprendimento; c) comportamento; d) risultati. Le reazioni, che si trovano al primo livello della piramide di Kirkpatrick, sono in genere misurate al termine di un evento formativo con strumenti di qualità percepita. Lo scopo è di indagare il gradimento di una certa iniziativa e i dicenti danno un peso, attraverso delle scale alfanumeriche alla rilevanza degli argomenti trattati, alla qualità educativa, all'utilità e spendibilità dei contenuti, agli aspetti organizzativi ed anche alla performance dei docenti e dei formatori. Per questo livello si possono altresì utilizzare le informazioni che emergono nei diari di bordo redatti dai formatori o in attività di focus group o di debriefing a fine evento. Con questa modalità si possono raccogliere informazioni utili a comprendere come l'iniziativa educativa di medicina narrativa è stata percepita dai soggetti in formazione in termini appropriatezza, di vissuti emotivi, di apprezzamento. Nel mondo sanitario per tutti gli eventi accreditati secondo il programma nazionale di Educazione continua in medicina (ECM) la misurazione del livello di reazione è una attività obbligatoria. Il secondo livello riguarda gli apprendimenti veri e propri, cioè le modifiche dei comportamenti che avvengono in ragione dell'attività educativa e che si auspica abbiano la caratteristica di essere duraturi nel tempo. La valutazione dell'apprendimento è strettamente connessa all'enunciazione degli obiettivi didattici, che a partire dagli anni sessanta del secolo scorso sono stati oggetto di numerosi studi e classificazioni e che per semplificazione possono qui essere raggruppati in tre grandi categorie: gli obiettivi dell'area cognitiva, quelli dell'area psico-motoria (ovvero i "gesti") ed infine l'area affettiva e della comunicazione interpersonale (Guilbert, 2002). A ognuna di queste categorie vanno applicate delle tassonomie che indagano nel dettaglio il livello di competenza raggiunta. La verifica delle conoscenze solitamente si avvale di test (anche pre- e post-formazione), questionari, elaborati scritti, colloqui, autovalutazioni, project work; per la verifica delle capacità e atteggiamenti si fa spesso ricorso ad analisi di caso, simulazioni, esercitazioni. Un obiettivo importante che si sta ponendo la comunità dei formatori in medicina narrativa è proprio quello di misurare gli apprendimenti non solo in uscita cioè al termine dei corsi ma a distanza di tempo per valutare quanto è stato trattenuto di ciò che viene insegnato ed esperito nei laboratori narrativi. E poiché la formazione narrativa ha il suo focus non tanto nella trasmissione di conoscenze, quanto piuttosto nel portare i discenti a fare esperienza della narrazione dell'altro e di sé, sperimentando i numerosi strumenti utili all'acquisizione, comprensione, interpretazione e restituzione delle storie di malattia e di vita delle persone, si comprende come sia necessario lo sforzo di affinare sistemi di valutazione appropriati a questi contenuti e metodologie didattiche. Per esemplificare, il classico test con domande chiuse e risposte a scelta multipla proposto al termine di un corso misura solamente il primo livello della competenza cognitiva proposto da Bloom, cioè il ricordare, ma non approfondisce gli altri 5 (comprensione, applicazione, analisi, sintesi e valutazione) nè indaga l'area affettivo-comunicativa e psicomotoria (Anderson, 2001), due aree importantissime per la medicina narrativa se solo pensiamo per esempio alle competenze dell'area emotiva e sociale, della scrittura, della narrazione del corpo ecc. Il modello di Kirkpatrick prosegue con la misurazione della trasferibilità dell'apprendimento dall'aula al contesto ove la competenza va esercitata, che per la medicina narrativa può essere situarsi nella pratica clinica, nella gestione della comunicazione all'interno del team di lavoro, nella cura di sé, ecc. L'attenzione è qui sul cambiamento che la formazione genera in termini di punti di vista o visioni, di approcci, di posture, di comportamenti che possano influenzare l'esercizio della propria professione. Questo tipo di valutazione non può essere circoscritta all'aula, ma è effettuata successivamente anche a distanza di mesi attraverso una attività di follow up condotta con focus group, interviste, audit, osservazione diretta e partecipata (molto più raramente), somministrazione di strumenti specifici che studiano il learning transfer (Holton, 2001). Fare focus sul trasferimento delle conoscenze e competenze implica un disegno progettuale e poi uno sforzo di applicazione pratica non indifferente che va oltre la logica lineare causa ed effetto. Già in questo livello l'utilizzo dei metodi della ricerca qualitativa si pone come una scelta di grande valore. Infine vi è la misurazione degli impatti e ricadute della formazione sul sistema "organizzazione", a livello per es. di appropriatezza, qualità, efficacia dei servizi erogati, di salute e benessere dei lavoratori, d'immagine dell'azienda ecc. È questo il livello in cui solitamente ci si dota di un set di indicatori necessari a rilevare in modo dettagliato i vari aspetti del fenomeno oggetto di studio e in cui si possono utilizzare strumenti della ricerca sia qualitativa sia quantitativa, così come indagini che hanno come destinatari i beneficiari della formazione o i loro responsabili ed anche i beneficiari dei servizi (Polvani, 2014). Infine vi è la questione del contesto in cui avviene la formazione alla medicina narrativa, che inserisce nuove variabili riguardanti la valutazione della stessa. Nel contesto accademico un programma di formazione alla medicina narrativa potrebbe essere svolto trasversalmente al percorso di sviluppo della competenza disciplinare e dell'identità del futuro professionista, con la possibilità di avere un campione stabile di partecipanti alla formazione su cui applicare i metodi di valutazione. Nel contesto dell'educazione continua in medicina la valutazione degli interventi formativi spot può essere misurata solo a livello di reazioni e apprendimento. Trasferibilità e impatti possono diventare obiettivi della valutazione di efficacia quando i programmi educativi di medicina narrativa sono consistenti e continuativi nel tempo, in modo da avere un campione stabile e dei risultati significativi. Una delle caratteristiche della formazione continua è proprio la variabilità e instabilità del campione (partecipanti alla formazione) su cui applicare i metodi di valutazione. In questo setting inoltre è sempre più frequente avere delle composizioni d'aula miste, con co-presenza di operatori sanitari, pazienti, caregiver, personale amministrativo. Questo è al contempo un elemento che arricchisce il dialogo, il confronto tra diversi punti di vista e un fattore che rende più complesso il processo di valutazione.

## LA LESSON LEARNED DELLA RICERCA NELL'AMBITO DELLA FORMAZIONE NARRATIVA

Le revisioni sistematiche della letteratura di questi ultimi anni (Milota, 2019 e Remein, 2020) mettono in evidenza che la valutazione della formazione narrativa ad oggi avviene attraverso una ampia variabilità di disegni di ricerca e di metodi e che soprattutto mancano i cosiddetti studi long term, quelli che permettono di compiere dei follow up e di valutare se gli apprendimenti restano stabili nel tempo. Inoltre, pur riconoscendo il valore della valutazione della formazione effettuata a livello delle reazioni e dell'apprendimento, invitano ad intensificare la misurazione di trasferibilità e di impatti e a porre in essere veri e propri progetti di ricerca. In Italia, questi temi sono stati ampiamenti affrontati dall'Agenzia Sanitaria e Sociale Regionale dell'Emilia Romagna che ha prodotto un'importante pubblicazione in merito, (Dossier 262-2017), in cui si legge che per occuparsi dell'efficacia formativa nelle organizzazioni è necessario porre attenzione alle dinamiche che influenzano il trasferimento dell'apprendimento. Significa cioè valutare il grado con cui conoscenze, capacità e atteggiamenti acquisiti grazie alla partecipazione a un programma formativo sono applicati, generalizzati e mantenuti nel tempo all'interno del contesto aziendale di riferimento, determinando un cambiamento durevole dei comportamenti (Cifalinò, 2013). Vi sono studi che dimostrano la presenza di diverse variabili (individuali, organizzativo-progettuali, di contesto) che favoriscono o inibiscono l'efficacia della formazione e che pertanto vanno tenute sotto controllo intervenendo prima, durante e dopo l'attivazione di un percorso formativo, di cui la valutazione di efficacia fa parte (Grossman, 2011). In particolare nel documento sopra citato è sottolineata la fase di accompagnamento al cambiamento dopo l'azione formativa, per evitare che quando appreso in ragione dell'evento educativo si disperda. Tale accompagnamento può essere effettuato tramite audit, gruppi di lavoro, incontri periodici, incontri di follow up, tutoraggio. Per valutare l'efficacia della formazione in un contesto organizzativo va dunque utilizzata una pluralità di strategie che coinvolgono sia le persone in apprendimento che la molteplicità di elementi appartenenti ai contesti di riferimento, per poter osservare i processi di trasferimento e adattamento che stanno alla base dell'applicazione nella pratica di quanto appreso. Si può dunque affermare che la valutazione delle ricadute della formazione narrativa debba inserirsi all'interno del più ampio processo di governance della formazione in cui il contributo della ricerca qualitativa è sicuramente determinante, proprio perché si occupa di apprendimenti complessi che accadono in persone adulte, all'interno di contesti organizzativi ad alto tasso di relazionalità e di cambiamento. La conduzione di ricerche qualitative e di ricerche mixed-methods è suggerito dalla Cochrane come modalità significativa per ottenere evidenze a supporto delle decisioni nei vari contesti organizzativi (Noyes, 2017). In qualche modo si sta rimettendo in discussione la tradizionale predominanza della gerarchia delle evidenze scientifiche che favorisce esclusivamente la ricerca quantitativa: nell'ambito qualitativo le metodologie sono approntate e utilizzate in modo rigoroso e la scelta dell'una o dell'altra o di ambedue le tipologie nella formula mixed-method deve essere coerente con il disegno di ricerca, con le variabili oggetto di studio e quindi con le intenzionalità dell'iniziativa formativa. Che cosa vogliamo portarci a casa da un programma di formazione di medicina narrativa? Aumentare le conoscenze degli operatori su uno specifico tema? Sviluppare capacità riflessive sulle proprie pratiche professionali? Oppure promuovere il cambiamento di comportamenti professionali, posture, atteggiamenti? O addirittura incidere su processi inerenti alle pratiche cliniche, educative o di ricerca? La risposta a queste domande aiuta a definire il disegno appropriato di ricerca e di conseguenza i metodi e gli strumenti d'indagine e studio (Dossier 262, 2017). L'obiettivo più ampio è quello di poter cogliere le informazioni sia dai numeri che possono derivare da una ricerca quantitativa sia dalle parole, che sono spesso l'oggetto di studio delle ricerche qualitative, creando ponti tra la biologia e la biografia delle persone, così come tra scienza e narrazione. Mettendo insieme tutti questi ingredienti avremo una visione allargata dello scenario della formazione, leva strategica essenziale per lavorare insieme alla costruzione di una sanità equa, umana ed efficiente (Charon, 2019). In questo SIMeN ha già posto il suo impegno, attraverso un suo organismo, il Centro Studi, che è nato proprio per promuovere progetti di ricerca ricerca nell'ambito della medicina narrativa, con un filone dedicato alla ricerca sulla formazione in medicina narrativa.

## ETICA DELLA FORMAZIONE NARRATIVA

Oltre quanto finora scritto, vorrei concludere con una riflessione sul valore anche etico della formazione narrativa in questo tempo difficile e faticoso che stiamo attraversando. La pandemia COVID-19 ha messo a dura prova tutti i sistemi sanitari del mondo e i nostri operatori sanitari sono oggi per la gran parte dei "guaritori feriti" (Frank, 2022). Il loro grido di tormento e sofferenza è sempre più insistente ed è urgente "prendersi cura di chi cura". Compassion fatigue, carenza di risorse umane, carichi di lavoro sono grandi foci di attenzione per poter riorientare i sistemi di cura e promuovere più salute e benessere sul luogo di lavoro. La formazione narrativa apre radure intese come spazi di pensiero, riflessione e condivisione che possono aiutare gli operatori a ripensarsi come persone e professionisti. Oggi sempre più la formazione narrativa si apre a classi miste in cui la co-presenza della multi professionalità e interdisciplinarietà, ma anche il contributo di pazienti esperti, di caregiver ed amministratori può contribuire a ripensare l'organizzazione sanitaria e la sua missione di cura. La formazione è un luogo per apprendere e per fare ricerca: i risultati della ricerca formativa possono essere un supporto fondamentale per le scelte cliniche (ad es. i piani di cura condivisi), e organizzative (la creazione di ambienti narrativi a livello ospedaliero e territoriale). Proprio nell'incertezza e liquidità del tempo presente (Bauman, 2002), essi possono sostenere l'intera comunità professionale e sociale a sentirsi "engaged" rispetto al ripensamento dei sistemi di cura, affinché ritornino ad essere a misura di essere umano, rispettosi della dignità, della diversità e della vulnerabilità insita nelle nostre esistenze.

## BIGLIOGRAFIA

Anderson, L.W., & Bloom, B.S. (2001). A taxonomy for learning, teaching, and assessing: A revision of Bloom's taxonomy of educational objectives. Longman.

Bauman Z. (2002), Modernità liquida, Roma – Bari. Laterza.

Charon R. (2019). Medicina narrativa. Onorare le storie dei pazienti. Milano, Raffaello Cortina ed. pp. 1-7.

Charon R. A framework for teaching Close Reading, in Charon R., et al. The principles and practice of Narrative Medicine. NY Oxford Press, 2017, pp. 181-182.

Delorenzo C., Desfemmes T., Vignot M., Beleyte J.M., Charon R. (2021). Des groupes de Médecine Narrative dans en centr hospitalier: l'expérience e le dispositif du Centre Hospitalier Intercommunal de Créteil (CHIC). Revue Médecine et Philopsophe (5) – 2021, p 47-54.

Dossier 262-2017, Agenzia Sanitaria e Sociale Regione Emilia-Romagna (2017). http://assr.regione.emilia-romagna.it/it/servizi/pubblicazioni/dossier/doss262 .

Frank A. (2022). Il narrator ferito. Corpo, malattia, etica. Torino, Piccola Biblioteca Einaudi.

Grossman R, Salas E. (2011). The Transfer of Training: What Really Matters. International Journal of Training and Development. 15 (2): 103-120.

Guilbert J.J., (2002). Guida pedagogica per il personale sanitario. Edizioni Dal Sud.

Holton, E.F., Bates, R.A., Ruona, W.E.A. (2000). Development and construct validation of a generalized learning transfer system inventory. Human Resource Development Quarterly, 11 (4), 333–360.

Milota, M.M., van Thiel G.J.M.W., van Delden J.J.M (2019). Narrative medicine as a medical education tool: A systematic review. Medical Teacher, 41:7, 802-810, DOI: 10.1080/0142159X.2019.1584274.

Moja E., Vegni E. (2000). La visita medica centrata sul paziente. Milano, Raffaello Cortina.

Noyes J., Booth A., Cargo, M., Flemming K., Garside R., Hannes K., Harden A., Hardis J., Lewin S., Pantoja D., Thomas J., (2017). Cochrane Qualitative and Implementation Methods Group Guidance Series - paper 1: Introduction. Journal of Clinical Epidemiology. ISSN 0895-4356.

Polvani, S., Bandini, F., Milli, M., Sarmiento, I.L., Biondi, F., Santucci, L., Mechi, T., Rosselli, M., Matera, M. (2014). Narrative medicine, a model of clinical governance: the experience of the Local Health Authority of Florence in Italy. Clin. Pract. 11(5), 493–499.

Remein CDiF, Childs E, Pasco JC, Trinquart L., Flynn D.B., Wingerter S.L., Bhasin R.M., Demers L.B., Benjamin E.J., (2020). Content and outcomes of narrative medicine programs: a systematic review of the literature through 2019. BMJ Open 2020;10:e031568. doi:10.1136/BMJ open-2019-031568.

# Gli studenti dell'Università di medicina e odontoiatria

*Massimiliano Marinelli*
*Direttivo SIMeN*

## ABSTRACT

Nell'ambito del progetto R-esistere, è stato proposto agli studenti di Medicina e di Odontoiatria di Milano e Roma il questionario a domande aperte: COVID-19 come esperienza per gli studenti di medicina. Si è tentato di costruire e interpretare il questionario sotto la cifra dell'identità narrativa dello studente. Infatti gli studenti per definizione sono identità narrative in work progress verso un'idea: quella della professione sanitaria che ha avuto una tale forza attrattiva da impegnarli nel futuro per almeno 10 anni in modo intenso e totalizzante. Attraverso l'analisi delle numerose risposte, è possibile intravedere come nelle prime ondate pandemiche la tacita promessa "io sarò un medico, io sarò un odontoiatra", ne esca rafforzata, contribuendo alla permanenza di una identità narrativa che vede nella spinta etica la motivazione principale. Inoltre la figura dell'ethos umanitario e della sollecitudine che delineano la decisione di vivere con e per gli altri, propria delle professioni sanitarie emerge come sottofondo nella maggior parte delle risposte.

## GLI STUDENTI DELL'UNIVERSITÀ DI MEDICINA E ODONTOIATRIA

Ho avuto il compito di parlare degli studenti di medicina e di odontoiatria e ho tentato di assolverlo attraverso la cifra della identità narrativa: un tema a me molto caro che ci può aiutare a comprendere non solo la situazione di queste ragazze e ragazzi, ma anche ciò che tutti noi stiamo vivendo. Il coronavirus, il covid, infatti, ha determinato una patomorfosi della società ed è in atto una meta narrazione che stiamo leggendo e nella quale siamo avvolti. Il virus non ha inciso solo nelle carni di coloro che ne sono stati colpiti, ma ha impresso stigmate patologiche nell'intera società, inserendosi in ogni dimensione sociale. Lo spazio, il tempo, la comunicazione, la prospettiva e le speranze di una intera società hanno subito un profondo cambiamento strutturale. Tale cambiamento, sotto il segno di una immane incertezza, mette sotto scacco non solo l'identità di ognuno di noi, ma anche quella dell'intera società. Esiste, allora, un'esigenza diffusa di determinare i connotati di una tale patomorfosi che tenta rispondere alla domanda di senso attraverso i racconti che si intrecciano e si fanno cenno, sino a configurare un grande racconto: una metanarrazione, appunto. In questo senso siamo tutti identità narrative in cerca di una riconfigurazione. Per dirla con le parole di Paul Ricoeur (1983), la narrazione covid che stiamo leggendo e nella quale siamo avvolti è mimesis 2; configura la nostra realtà ed è in atto una mimesis 3 della quale non siamo in grado, oggi, di scorgerne gli orientamenti finali. Non si tratta solo delle nostre singole identità, ma è in gioco anche l'identità narrativa di un popolo intero. Sotto la cifra di un'identità narrativa globale appare chiaro il profondo significato di R-Esistere: offrire uno spazio per la ricerca di una identità narrativa dolorosamente smarrita che deve ri-configurarsi in un mondo divenuto improvvisamente ostile. Ecco allora l'idea di Marco Testa e di Mario Cerati di proporre un questionario agli studenti di Medicina e di Odontoiatria di Milano e Roma che, per definizione sono identità narrative in work progress verso un'idea: quella della professione sanitaria che ha avuto una tale forza attrattiva da impegnarli nel futuro per almeno 10 anni in modo intenso e totalizzante. È importante infatti riflettere sullo statuto di un tale studente che intende perseguire un ideale: essere un medico o un odontoiatra senza poter avere un'esperienza concreta del significato di una tale vita professionale. Si tratta di una scelta che per impegno e durata soggiace a motivazioni forti e profonde e che, attraverso il modello della promessa: io sarò un medico, mette in gioco l'identità (la ipseità) di chi la pronuncia. Attraverso il questionario Covid-19 come esperienza per gli studenti di medicina, ci si è chiesto se la patomorfosi imposta dal covid potesse imprimere un cambio di direzione verso una meta tanto luminosa quanto sfocata nei dettagli.

Il questionario presentava le seguenti domande a riposta libera: 1) Quando ho deciso di voler studiare medicina e con quali motivazioni? 2) L'emergenza covid ha generato dei cambiamenti nella mia decisione di studiare medicina? 3) Come sto vivendo questo momento di crisi come persona? 4) Come sto vivendo questo momento di crisi come futuro medico? 5) Come sto gestendo emotivamente e concretamente questo tempo di isolamento a casa? 6) Cosa vorrei dire ai medici attivi nel fronteggiare l'emergenza? 7) Cosa vorrei dire a chi decide le misure per contrastare l'emergenza? 8) Come ti sei sentito mentre compilavi questo questionario?

Le risposte a tali domanda sono state trattate con l'obiettivo di valutare aspetti dell'identità narrativa dello studente. Dal punto di vista metodologico: la prima domanda mostra come l'identità si sia manifestata mentre nella risposta alla seconda domanda è in grado di individuare come la pandemia possa modificare, rafforzare o distruggere una tale identità. Tale identità assume su di sé la narrazione vissuta attraverso le risposte alle domande 3, 4 e 5, dove lo studente agisce e patisce e si costituisce idealmente nella risposta alla 6 che indaga sulla propria identità più di quanto a prima vista sembrerebbe. Nella risposta alla 7 è presente sia la dimensione delle aspettative, sia la dolorosa presa di coscienza della attuale impotenza legata all'essere già all'interno di un programma formativo, ma non ancora formato. Nella risposta alla domanda finale che segue la richiesta di alcuni dati personali, lo studente e conosce il potere della narrazione, nella ri-figurazione nella dimensione della riflessione del sé imposta dal questionario stesso. Le domande aperte, infatti, hanno esplorato domini differenti, ma possono essere ricondotte ad una riflessione del sé che prelude all'identità narrativa. Ebbene, pur non potendo fornire grafici, in quanto i limiti della metodica, attualmente, non permettono un'analisi puntuale, è possibile intravedere come nelle prime ondate pandemiche la tacita promessa "io sarò un medico, io sarò un odontoiatra" ne esca rafforzata, contribuendo alla permanenza di una identità narrativa che vede nella spinta etica la motivazione principale. La figura dell'ethos umanitario e della sollecitudine (Marinelli, 2022) che delineano la decisione di vivere con e per gli altri, propria delle professioni sanitarie emerge come sottofondo nella maggior parte delle risposte. Ciò sembra avvenire anche nell'incertezza, nell'impotenza e nella paura che hanno caratterizzato i tempi iniziali della pandemia e che hanno segnato tanto i loro racconti come i nostri. Ritengo che le loro risposte possano essere di insegnamento. Di fronte ad una pandemia segregante che separa l'individuo nel tempo sospeso delle quarantene e negli spazi angusti dell'isolamento e dove ognuno vende nell'altro un pericolo per la propria salute, la lezione che si può indurre dalle risposte delle studentesse e degli studenti è riposta nella ferma volontà di affrontare i rischi professionali e di voler aver cura il prima possibile delle persone ammalate. Il significato complessivo delle risposte sono di buon augurio: ci troviamo in una riconfigurazione dell'identità narrativa del nostro paese che tocca ogni aspetto e in primo luogo quello della salute e delle cure, che tra pochi anni affideremo proprio a queste ragazze e ragazzi, che non si sono tirati indietro e intendono assumersi la responsabilità dell'aver cura, coerentemente con quanto ognuno di loro si è promesso di fare. In conclusione, il questionario si inserisce nell'esigenza profonda di comprendere cosa stiamo vivendo e chi saremo dopo la pandemia, per fornire, attraverso un coacervo di iniziative e di narrazioni, i connotati di una iden-tità narrativa in fieri. Non conosciamo gli esiti della lettura della meta narrazione sulla nostra identità. Credo, tuttavia, che proprio su questo punto: lettura e riconfigurazione la medi-cina narrativa italiana possa dare il proprio contributo in modo da rendere ancora possibile un approccio orientato alla persona e alle sue storie, per rendere il sistema delle cure un mondo abitabile.

## BIGLIOGRAFIA

Ricoeur P. (1983), tempo e racconto 1, Jakabook.

Marinelli M. (2022), Sollecitudine, in Polvani S., (a cura di) Cura alle stelle (sec ed.) Maria Margherita Bulgarini edizioni.

# La medicina narrativa digitale per l'integrazione di metodologie qualitative e quantitative nella gestione della tossicità dei farmaci in oncologia

*Cristina Cenci[1], Maria Cecilia Cercato[2], Alessandra Fabi[3]*
*[1]DNM srl, [2]IRCCS Istituto Nazionale Tumori Regina Elena, [3]Fondazione Policlinico Universitario Agostino Gemelli IRCCS*

## ABSTRACT

Il paradigma emergente della medicina centrata sulla persona valorizza l'introduzione dei Patient Reported Outcomes (PRO), misure di esito relative allo stato di salute riportate direttamente dal paziente, senza la mediazione dell'intervista clinica che porta spesso a sottostimare gli effetti. Gli strumenti utilizzati per i PRO tuttavia restano ancorati ad un modello puramente clinico. Anche la rilevazione della qualità di vita (HRQoL) si basa su strumenti standardizzati e quantitativi. Gli studi di medicina narrativa mostrano invece quanto il vissuto sia estremamente soggettiva, ancorato alle aspettative di ognuno e alle specifiche percezioni di privazione relativa. Esiste una tossicità emotiva delle terapie che è fondamentale conoscere e che può essere rilevata con le metodologie narrative. Il modello PbC (Person based Care) delinea un percorso di integrazione delle metodologie quantitative e narrative nell'analisi dell'impatto della tossicità dei farmaci, finalizzata alla personalizzazione delle cure.

## TESTO

Il paradigma emergente della medicina centrata sulla persona ha determinato un cambiamento nell'approccio e nella gestione dei bisogni di salute, e l'introduzione di nuovi modelli e strumenti nella pratica clinica. Un cambiamento importante è rappresentato dall'introduzione dei Patient Reported Outcomes (PRO), misure di esito relative allo stato di salute riportate direttamente dal paziente, senza la mediazione dell'intervista clinica che porta spesso a sottostimare gli effetti (Basch, 2016). I questionari per la raccolta dei PRO includono sia strumenti standardizzati specifici per patologia. Uno studio randomizzato condotto in pazienti sottoposti a chemioterapia, ha evidenziato benefici clinici, tra i quali una migliore sopravvivenza per tumore quando, oltre ai parametri standard di riferimento, vengono tenuti in considerazione i sintomi rilevati sistematicamente dallo stesso paziente con un sistema di monitoraggio web-based durante il trattamento (Di Maio, 2016). Gli strumenti utilizzati per i PRO tuttavia restano ancorati ad un modello puramente clinico. Non entrano nel territorio identitario ed emotivo del soggetto specifico. Sappiamo tuttavia che esistono componenti placebo e nocebo associati al vissuto e alla relazione medico-paziente (Benedetti, 2015). Anche la percezione della qualità di vita è estremamente soggettiva, ancorata alle aspettative di ognuno e alle specifiche percezioni di privazione relativa. Prevalgono tuttavia gli strumenti di rilevazione prevalentemente quantitativi della HRQoL. Esiste una tossicità emotiva delle terapie che è fondamentale conoscere e che può essere rilevata con le metodologie narrative. L'integrazione strutturata del punto di vista del paziente può essere rafforzata dall'introduzione della medicina narrativa (ISS, 2015) e delle metodologie qualitative, che arricchiscono il punto di vista espresso in modalità standardizzata, favorendo una presa in carico centrata sulla persona e non sulla malattia. Il Piano nazionale cronicità (2016) promuove l'applicazione della medicina narrativa nella pratica clinica, puntando alla personalizzazione della cura: "il paziente - persona e il suo progetto individuale di salute "globale" costruito attraverso un "Patto di cura" personalizzato e condiviso che consideri non solo la sua condizione clinica ma anche il contesto di vita in cui la malattia viene vissuta"(Min. Salute, 2016).

Dal 2017 presso l'Istituto Nazionale Tumori Regina Elena sono stati realizzati progetti di ricerca sull'applicazione della medicina narrativa nella pratica clinica oncologica utilizzando il diario digitale DNM (Digital Narrative Medicine) durante il trattamento (chemioterapico e radioterapico) o il follow-up (Cercato, 2022a). Il diario rappresenta uno strumento ideato per la raccolta ed interpretazione delle narrazioni del paziente, orientate per tematiche, che il curante utilizza, integrandole con i dati clinici, per personalizzare il percorso di cura. I risultati in termini di fattibilità e di utilità sono positivi. Il punto di forza, sia nella valutazione dei clinici che dei pazienti, è rappresentato dalla possibilità di condividere elementi rilevanti del vissuto e delle esigenze della persona, non altrimenti rilevabili (Cercato, 2022a; 2022b). La tossicità dei farmaci è un'area di grande rilevanza in oncologia, sia nella sperimentazione cliniche nella personalizzazione del percorso terapeutico. In questo ambito, l'integrazione dei metodi quantitativi con le metodologie qualitative della medicina narrativa può consentire di esplorare meglio gli impatti delle cure e facilitare l'integrazione degli obiettivi clinici e degli obiettivi esistenziali.

Si presenta qui per la prima volta il modello PbC (Person based Care) che sintetizza le fasi e le metodologie per l'integrazione delle metodologie quantitative e qualitative nell'analisi dell'impatto della tossicità dei farmaci, finalizzata alla personalizzazione delle cure. L'obiettivo è esplorare la tossicità attesa, percepita e rilevata delle terapie oncologiche in un'ottica pluridimensionale, avvalendosi di una metodologia di ricerca mista quantitativa e qualitativa e considerando la duplice prospettiva del team clinico e dei pazienti. L'articolazione triplice della tossicità è stata definita nello Studio Multicentrico Tarpea, coordinato dall'Istituto Nazionale Tumori Regina Elena, in corso di svolgimento e relativo a pazienti con carcinoma mammario: tossicità attesa (TA) dal paziente secondo la propria elaborazione individuale, basata sulle conoscenze acquisite (oncologo medico, medico curante, mass media, social media, passaparola, etc.) raccolta con parametri standard quantitativi e metodologie narrative; tossicità rilevata (TR) dal clinico secondo parametri oggettivi standard; tossicità percepita (TP) dal paziente, misurata con parametri standard quantitativi e metodologie narrative.

Nel modello PBC, l'analisi della tossicità dei farmaci viene inquadrata in un contesto più generale biopsico- sociale, che mira a cogliere l'impatto delle cure e a facilitare l'integrazione degli obiettivi clinici e degli obiettivi esistenziali (fig. 1).

Il percorso prevede le seguenti fasi.

Fase 1 – Ascolto narrativo. La fase di ascolto narrativo precede l'avvio di una nuova terapia ed anche tutte le attività di rilevazione con questionari. Si tratta di ascoltare il punto di vista del paziente spontaneo, basato sulla sua esperienza e sulle sue aspettative. Senza suggerire/segnalare effetti, emozioni, impatti. Viene utilizzato il diario digitale DNM, già giudicato utile e fattibile in oncologia (5,6). Questa fase

prevede la presentazione al paziente di un set di stimoli narrativi che mirano ad inserire le aspettative sul nuovo trattamento
(TA), nel contesto più ampio del vissuto di malattia, della
qualità di vita e del progetto esistenziale. Gli stimoli vengono
proposti al paziente nel diario digitale protetto, secondo le
norme previste dal GDPR e condiviso con il team clinico. Gli
stimoli vengono proposti secondo una calendarizzazione
condivisa nel team curante.

Gli stimoli sono: *L'esperienza della malattia è diversa per ognuno.
Qui vi racconto la mia; Le cure: come le vivo e cosa penso del nuovo trattamento; La mia vita quotidiana; Mi aiuta...; Non mi aiuta...; Spesso
mi sento...; Pensando ai prossimi mesi...*

Fase 2 – Valutazione basale. Dopo la fase di ascolto narrativa, con questionari standard validati, il team clinico rileva la
presenza di eventuali sintomi precedenti all'assunzione del
nuovo farmaco e la tossicità attesa (se non emersa sufficientemente nella rilevazione narrativa).

Fase 3 – Monitoraggio narrativo. Durante il trattamento,
viene proposto al paziente un nuovo set di stimoli nel diario
digitale, per raccontare l'impatto del trattamento, la vita quotidiana, le emozioni, i progetti e le aspettative. Gli stimoli sono:
*Oggi mi sento...; La cura...; La mia vita quotidiana...; Potrebbe essere
utile...; Sto meglio quando...; Sto peggio quando...; Al prossimo
incontro vorrei chiedere.*

Durante tutta la fase del trattamento, il paziente ha a disposizione il diario digitale narrativo per condividere vissuti ed
esigenze con il team curante. Il feedback alla narrazione del
paziente avviene durante le visite programmate

Fase 4 – PRO e QOL. In prossimità della visita di controllo
il paziente risponde ai questionari standardizzati e validati per
la rilevazione della tossicità percepita e della qualità di vita.

Fase 5 – Tossicità rilevata. In occasione della visita di
controllo programmata il team clinico rileva la tossicità dal
punto di vista clinico e compila una scheda di valutazione. Dà

alcuni primi feedback alla narrazione del paziente e introduce eventuali correttivi al percorso di cura, basandosi su tutte le componenti (narrativa e quantitativa)

Fase 6 – Integrazione dell'obiettivo assistenziale con il progetto esistenziale. Sulla base della narrazione e dei dati quantitativi, il team clinico condivide con il paziente un percorso di cura che integri le dimensioni cliniche con il presidio della qualità di vita e del progetto esistenziale.

Il modello PBC prevede la collaborazione di un team multi-disciplinare: oncologo medico, infermiere, psicologo, farmacista ospedaliero, eventuali altre figure cliniche, esperti di medicina narrativa e di metodologie qualitative.

Le narrazioni raccolte durante lo studio Tarpea, mostrano l'apporto delle metodologie narrative all'analisi dell'impatto delle cure. Scrive una paziente:

«*Naturalmente il modo in cui affronto le cure dipende dal momento che sto vivendo e questo per me è un periodo piuttosto intenso quanto a lavoro e carichi familiari, legati a una madre molto anziana e alla persona che l'assiste. [...] Tutto ciò fa sì che non penso più di tanto alle cure. Fatta questa premessa, devo riconoscere tuttavia che rispetto alle mie aspettative sulle due terapie seguite, farmaco ormonale e radioterapia, quest'ultima mi ha creato più problemi di quanto pensassi. In particolare un'irritazione della pelle, non grave ma fastidiosa, che è stata lunga da risolvere e che solo adesso mi sembra stia passando. Forse avevo sottovalutato il trattamento, dal momento che già in passato (23 anni fa), mi ero sottoposta a radioterapia al seno. [...] Comunque il punto centrale per me in questo momento è che non riesco a seguire, visti i diversi impegni quotidiani, uno stile di vita più sano in termini di continuità nell'esercizio fisico, cura di me stessa, attenzione a una dieta alimentare più equilibrata. Ecco, sono convinta che se lo facessi questo aiuterebbe molto i trattamenti che sto seguendo. E quindi ora il mio obiettivo è riuscire a prendermi cura di me stessa*».

In questa narrazione, la percezione delle cure non è puramente associata ai sintomi, ma alla fase di vita più generale che la paziente sta vivendo. Gli effetti collaterali non sono ascritti esclusivamente alle caratteristiche dei trattamenti, ma alla risposta soggettiva che muta nel tempo e alla consapevolezza dell'importanza dell'esercizio fisico, della dieta e in generale di una maggiore cura di sé stessi. L'ascolto narrativo consente un'effettiva personalizzazione dell'intervento del team clinico che, integrando anche i dati quantitativi relativi alla tossicità rilevata, può supportare la paziente suggerendo ad esempio una dieta compatibile con giornate molto impegnative, diventando così un alleato nella cura di sé.

L'adozione di un modello PBC può essere facilitata dalla diffusione della telemedicina, perché gli strumenti digitali rendono più facile l'integrazione dei dati qualitativi e quantitativi. Al tempo stesso, le metodologie narrative mitigano i rischi di spersonalizzazione e di indebolimento della relazione terapeutica che potrebbe portare la televisita.

Il modello PBC è a disposizione della comunità clinica e di ricerca per l'avvio di studi che ne validino l'utilità e la fattibilità.

## BIBLIOGRAFIA

Basch, E., Deal, A. M., Kris, M. G., Scher, H. I., Hudis, C. A., Sabbatini, P., ... & Schrag, D. (2016). Symptom monitoring with patient-reported outcomes during routine cancer treatment: a randomized controlled trial. Journal of Clinical Oncology, 34(6), 557.

Benedetti, F. (2013). Placebo and the new physiology of the doctor-patient relationship. Physiological reviews, 93(3), 1207-1246.

Cercato, M. C., Colella, E., Fabi, A., Bertazzi, I., Giardina, B. G., Di Ridolfi, P., ... & Cenci, C. (2022a). Narrative medicine: feasibility of a digital narrative diary application in oncology. Journal of International Medical Research, 50(2), 03000605211045507.

Cercato, M. C., Vari, S., Maggi, G., Faltyn, W., Onesti, C. E., Baldi, J., ... & Ferraresi, V. (2022b). Narrative Medicine: A Digital Diary in the Management of Bone and Soft Tissue Sarcoma Patients. Preliminary Results of a Multidisciplinary Pilot Study. Journal of Clinical Medicine, 11(2), 406.

Di Maio, M., Basch, E., Bryce, J., & Perrone, F. (2016). Patient-reported outcomes in the evaluation of toxicity of anticancer treatments. Nature reviews Clinical oncology, 13(5), 319-325.

ISS - Istituto Superiore di Sanità – Centro Nazionale Malattie Rare. (2015). Consensus Conference: "Linee di indi-rizzo per l'utilizzo della medicina narrativa in ambito clinico-assistenziale, per le malattie rare e cronico-degenerative". Sole24Ore Sanità, Milano.

Min. della Salute. (2016). Piano Nazionale della Cronicità. Accordo tra lo Stato, le Regioni e le Province Autonome di Trento e di Bolzano disponibile sul sito del Ministero

**FIGURE**

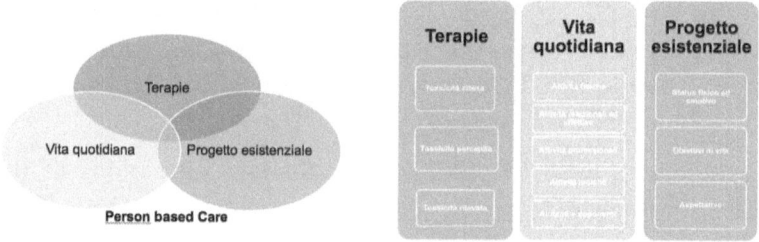

*Fig. 1*

# IL FARMACISTA DEL SSN, PROFESSIONISTA DELLA SALUTE DIETRO LE QUINTE

*Maria Ernestina Faggiano*
*SIFO*

## ABSTRACT

La legge 219 del 2017 con l'equazione posta tra nell'articolo 1, comma 8, secondo cui il tempo della comunicazione è tempo di cura, richiama quanto già definito dai codici deontologici delle professioni della salute. Il senso del comma 8 ben si adatta al farmacista del SSN, che, pur misconosciuto tra i tanti che si dedicano alla cura dei pazienti, esercita un'attività di continua amalgama nelle relazioni di cura. Assistere e ascoltare il paziente all'atto della distribuzione diretta oppure nei reparti, non è l'unica attività che il farmacista ospedaliero e dei servizi farmaceutici territoriali svolge perché l'interscambio di saperi e cultura della salute avviene anche con medici, infermieri, biologi, sociologi, amministrativi e direzioni strategiche aziendali e regionali concorrendo al miglioramento dei percorsi di cura. Spesso ciò avviene dietro le quinte nel monitorare flussi numerici e nell'organizzare attività logistiche appropriate per sopperire alle esigenze di reparti ospedalieri e ambulatori distrettuali. La mancanza di visibilità opportuna di questo professionista cardine per il sistema sanitario nazionale, però, pur non gratificandolo, non lo rallenta nel cercare una sua identità professionale, specialmente nei momenti di difficoltà, caos e paura come è stato quello sindemico.

## TESTO

Il farmacista del Sistema Sanitario Nazionale (SSN) è un professionista della salute misconosciuto: non tutti conoscono la sua esistenza e tanto meno le sue attività. Eppure, la sua presenza nelle strutture ospedaliere e dei servizi farmaceutici territoriali risale a più di cinquant'anni fa e la sua scuola di specializzazione ha già superato i quarant'anni di attività Alcuni non sanno che esiste e altri non sanno bene che cosa faccia. Chi lo conosce superficialmente ritiene che il suo lavoro consista nel contare, nel produrre numeri e tabelle, nel razionalizzare la spesa di farmaci e dispositivi medici e nel gestire, in magazzini bui e soffocanti, "merce" che da inviare nei reparti o che i pazienti reclamano. In realtà, il farmacista del SSN è un professionista della salute versatile, con molte competenze, che ben conosce l'importanza delle relazioni tra "entità alchemiche", le relazioni e le interazioni chimiche e fisiche, i meccanismi d'azione dei beni terapeutici e sa che, utilizzando dei parallelismi, le leggi degli equilibri stechiometrici possono essere applicate alle relazioni di cura, che vivono di connessioni e di armonie, stimolate dalle competenze non tecniche di comunicazione, che applica e rispetta allo stesso modo e con eguale impegno, di quelle tecniche di gestione, di galenica e di clinica. Il comma 8 dell'articolo 1 della legge 219 del 2017 ben si adatta a questa professione, collante nei gruppi multidisciplinari. Il tempo della comunicazione è tempo di cura quando all'atto della dispensazione in distribuzione diretta o nei reparti ospedalieri, il farmacista di parte pubblica consegna oltre al farmaco anche la sua consulenza e la sua conoscenza ed ascolta il suo interlocutore per potenziare la qualità dell'assistenza, con un'attività di counselling farmacologico, che rassicura chi gli è di fronte e permette una migliore aderenza alle terapie. La legge richiama quanto già espresso dal codice deontologico dei farmacisti all'articolo 13 che invoca la presa in carico del paziente da parte di un professionista della salute con vocazione di accudimento della persona. Certo non si può dire che egli non utilizzi la tecnologia e i numeri, che non produca report, ma lo fa con la consapevolezza che si tratti di mezzi per rispondere alle esigenze della sanità e della salute dei pazienti. I numeri e i codici sono univoci e rappresentano il paziente ed il collega. Nell'unicità di un codice, di un numero c'è la singola persona e la sua singolarità. Racconti di farmacisti ospedalieri e dei servizi farmaceutici territoriali, che, nel tempo e per varie circostanze, compresa quella pandemica, sono stati raccolti, evidenziano lo scoraggiamento ed il dispiacere della mancata considerazione da parte della comunità scientifica e sanitaria, a volte anche la rassegnazione del non essere ascoltati o conosciuti, nonostante la presenza ed il servizio prestato in ogni struttura sanitaria. Una scossa alla visibilità e all'autorivalutazione della professione del farmacista è partita con la pandemia da Sars-CoV-2. Come tutti, i farmacisti del Sistema Sanitario Nazionale sono stati chiamati a fronteggiare l'emergenza e come molti si sono trovati inizialmente impreparati sia per l'annoso problema della carenza del personale e delle risorse economiche sia a causa dell'improvvisa puacità di farmaci e dispositivi medici, che, in particolare, nelle prime due ondate della pandemia ha creato disagio su disagio, sconforto su sconforto, paura su paura, preoccupazione su preoccupazione. Non sempre, in situazioni così complicate, infatti, si riesce ad essere sereni e lucidi, anche se proprio allora sarebbe necessario esserlo, in particolare, per chi, farmacista, ha la responsabilità della gestione della logistica sanitaria e dell'uso appropriato delle terapie. Il naturale burnout causato da turni estenuanti e senso di impotenza elevatissimo quasi hanno avuto la meglio durante le lunghe giornate di lavoro, almeno finchè non si è capito che si poteva affrontare la difficile situazione raccogliendo soltanto tutte le forze disponibili. Il covid ha dato, quindi, uno schiaffo al torpore organizzativo dei servizi di farmacia, che, riorganizzandosi, hanno cercato di superare il timore di non poter approvvigionare le prime linee, quelle di cui tutti gli organi di comunicazione giornalistica hanno parlato. Sbalordisce un po' che non si pensi mai che dietro una prima linea ce n'è una seconda o, addirittura, una terza, che dietro gli eroi, ci sono quelli dietro le quinte, che "passano le munizioni", che si preoccupano che tutto sia funzionale e di qualità. Eppure, quanta responsabilità e quanta preoccupazione ha pervaso il farmacista ospedaliero nelle giornate del terrore iniziale quando gli scaffali dei magazzini farmaceutici si svuotavano, le richieste di approvvigionamento aumentavano, le conoscenze basate sull'evidenza erano scarse e insicure ed il virus correva veloce! Poi, però, qualcosa, come un'onda invisibile, è scattata e all'unisono, senza neanche parlarsi con la voce, ma soltanto con la consapevolezza della loro expertise, si è manifestata la forza dei farmacisti. Si è cominciato a cercare accomodamenti non solo per trovare soluzioni preventive, che curassero, come la preparazione di antisettici e disinfettanti, le sperimentazioni cliniche, le preparazioni galeniche o la gestione appropriata di scorte di diagnostici, farmaci e di dispositivi medici. Si è sperimentato la bellezza dell'essere rete, del saper condividere le proprie scoperte non solo con i colleghi, ma anche con medici, infermieri, biologi, sociologi, amministrativi e direzioni strategiche aziendali e regionali e con coloro, che fino a qualche attimo prima non sapevano nulla del farmacista dietro le quinte; si è sperimentato la consapevolezza di saper gestire equilibri e risultati sanitari, resi possibili anche grazie alle conoscenze del farmacista. Si è presa consapevolezza della propria forza culturale, insomma. Uno strumento d'aiuto per fare ciò è stato quello della narrazione, confermandosi una modalità capace di trasformare i dati quantitativi, che durante la pandemia (e tutt'ora) continuamente sono stati richiesti ai farmacisti ospedalieri e dei servizi farmaceutici territoriali, in dati qualitativi, cioè, capaci di rendere consapevolezza del proprio essere e proprio valore. La partecipazione alla raccolta di narrazioni attraverso progettualità interdisciplinare (R-Esistere della Società Italiana di Medicina Narrativa) e progettualità ad hoc che la Società Italiana dei Farmacisti Ospedalieri e dei Servizi Farmaceutici Territoriali, ha sicuramente contribuito a migliorare la capacità di adattamento e di resilienza nelle situazioni di stress emotivo, di grande responsabilità e di stanchezza; anche la consapevolezza che stare dietro le quinte può essere gratificante e fondamentale quanto stare in prima linea è stato un risultato ottenuto con gli stimoli narrativi. L'analisi introspettiva ha fatto riscoprire la preziosità dell'essere nascosti, di essere il motore di processi e di soluzioni. Sicuramente, l'approccio narrativo ha dato umanità ai numeri dei database relativi a scorte e tetti di spesa, facendo comprendere ai più, che anche "far di conto" può essere la maniera di occuparsi del paziente. Pertanto, l'impegno è quello di diffondere l'importanza di una formazione del farmacista del Sistema Sanitario Nazionale alla medicina narrativa e, più in generale, alle medical humanites, non solo per migliorare le capacità di ascolto, ma anche per far parlare i numeri, dando loro un significato utile agli strateghi della sanità, ma, soprattutto, a chi necessità di cure e attenzione.

## BIBLIOGRAFIA

Legge 22 dicembre 2017, n. 219 Norme in materia di consenso informato e di disposizioni anticipate di trattamento.

# Diagnosi: narrazione, tormento, paesaggio

*Vittorio Lingiardi*

È un onore parlare dopo Rita Charon, che ringrazio per la sua avvincente relazione. Il tema principale del mio lavoro è la diagnosi, e dalla diagnosi, uno dei momenti cruciali dell'incontro tra medico e paziente, vorrei partire. Dalla scarlattina all'Alzheimer – per non parlar di covid e varianti – tutti, prima o poi, riceviamo una diagnosi. Può riguardare la nostra salute fisica come quella mentale. O anche la nostra personalità, che può essere diagnosticata ossessiva, borderline, narcisistica e così via. Insomma, un giorno arriva un medico e ci fa una diagnosi. Pronuncia una parola che accompagna e modifica il corso della nostra vita. Per un tratto o per sempre. Si pensa che la diagnosi, dal greco διά-γιγνώσκειν (conoscere attraverso), sia un processo conoscitivo compiuto da chi la formula. Lo è, ma è anche un momento decisivo della conoscenza di se stessi. Ed è sempre un incontro: con il nostro corpo, la chimica dei farmaci, la scienza medica, la s/fiducia nella medicina, la cura di sé, il passato dell'anamnesi, il futuro della prognosi, la nostra personalità, le nostre difese.

Wilfred Bion diceva che «il paziente è il miglior collega che abbiamo». Aggiungerei, perché è lui, o lei, che racconta la storia da cui partire. «Perché allora accade che, nonostante gli sforzi di entrambi, diceva Balint, «il rapporto tra medico e paziente è insoddisfacente, perfino causa d'infelicità?». Perché molti medici sembrano trattarlo male questo prezioso collega? Perché non lo guardano in faccia mentre raccolgono l'anamnesi? Perché quando lo infilano nella macchina per una tomografia computerizzata non si preoccupano che prenda freddo? Sono quelli che Claudio Rugarli, clinico emerito, chiama «medici a metà». «Il rapporto tra medico e paziente è un problema fondamentale della medicina. Chi lo trascura è un medico dimezzato». Il medico "intero", non è certo un medico perfetto, ma quello che comprende, cioè conosce e possiede, le caratteristiche non comuni richieste a chi esercita a livello clinico la professione: competenza scientifica, onestà intellettuale e morale, curiosità e tenacia, capacità co municative. Requisiti necessari per muoversi nella selva delle alberature diagnostiche e uscirne restituendo al paziente e alla sua famiglia il "nome della cosa". Ma la diagnosi elencata nei manuali è al tempo stesso uguale e diversa a quella che si lega alla vita del singolo paziente.

Il momento diagnostico è un elemento fondamentale della medicina narrativa che, come scrive Rita Charon, consente di «identificare meglio la malattia, trasmettere sapere e rispetto, collaborare con umiltà tra colleghi, accompagnare il paziente, insieme con la sua famiglia, lungo la sofferenza». Stiamo parlando di un «campo emerso gradualmente dalla confluenza di varie fonti: le scienze umane, la narratologia, le ricerche sulla relazione medico-paziente... un sapere concreto, che aiuta a comprendere il vissuto dei pazienti, ma anche degli operatori sanitari».

Un giorno triste (avevo capito che la fine di una persona che amavo era vicina, ma non imminente), mentre aspettavo il mio turno in farmacia per comprarle un antidolorifico, ho scritto, sul retro della prescrizione, una breve poesia:

*Quando non c'è speranza di salvezza,*
*dove la morte non porta compimento,*
*lì cosa c'è, in che paese siamo?*
*Quello è il dolore, e noi lo attraversiamo.*

Attraversare quel dolore potendo contare su un medico capace di buone rilevazioni cliniche, buoni consigli, buone narrazioni e buoni silenzi è una grande fortuna. Anche perché, oltre ad essere esperto di diagnosi e terapia, il medico non deve mai dimenticare che la persona malata ha perso qualcosa: la rappresentazione di sé a cui è abituato, il senso di sicurezza, a volte l'autostima. Il medico deve sapere accompagnare il paziente nel territorio della malattia. Non come un amico, non come un parente né come un religioso. Come un medico. Il clinico, in particolare, (l'etimo greco rimanda al letto, κλίνη, del paziente) deve sapersi inclinare. Che sia rispettoso, gentile e comprensivo lo darei per scontato; deve anche saper comunicare in forma appropriata, esprimersi in modo al tempo stesso specialistico e comprensibile. La relazione tra medico e paziente non andrebbe considerata un'attitudine, ma una disciplina passibile d'insegnamento, verifica e valutazione.

La malattia descritta nei trattati e la persona che ne soffre non coincidono, e la cosiddetta evidence-based medicine non basta a rappresentare la realtà clinica, che è più euristica che algoritmica. Non abbiamo bisogno solo di una «medicina basata sull'evidence», scrive ancora Rugarli, ma anche di una «una teorizzazione sulla medicina in assenza di evidence».

Non possiamo ignorare i successi della medicina dell'era tecnologica né minimizzare quelli dell'era informatica, ma non dobbiamo dimenticare il ruolo della semeiotica che ancora tocca il corpo del malato, «l'indice che palpa le profondità», come lo chiama Michel Foucault. E al ruolo dell'indice che palpa le profondità aggiungo quello della parola e del silenzio che toccano il luogo psichico della relazione tra medico e paziente.

Le narrazioni uniscono gli umani, li dispongono alla condivisione. Montaigne diceva che «la parola è per metà di chi parla e per metà di chi ascolta». Non è ancora più vero quando le parole sono quelle della cura? La professione clinica non si basa solo sui "dati", richiede la capacità di scegliere parole appropriate, spesso in situazioni drammatiche. L'anamnesi è una narrazione a due voci, un dialogo-intervista tra medico e paziente fatto di domande e risposte, postille, ricordi, divagazioni (che spesso innervosiscono il medico) e commenti. Non è per questo che Donald Winnicott, pediatra e psicoanalista, diceva che la psicoterapia è «una forma molto ampliata di anamnesi»? Non è per questo che la clinica medica può essere pensata anche come una talking cure?

Grandi e piccole diagnosi accompagnano la nostra vita e ne diventano compagne temporanee, durature, intermittenti. Parlano di noi, del colorito della nostra pelle, del vigore dei nostri capelli, dei vincoli della nostra sessualità, della padronanza dei nostri movimenti, della frequenza delle nostre minzioni, della sicurezza del nostro passo, del ritmo del nostro cuore, dell'acutezza della nostra visione, del tono del nostro umore. Una diagnosi è sempre un'occasione di conoscenza di sé, del tempo che passa, della vita che cambia, a volte in meglio, spesso purtroppo in peggio. «Da quando sono ammalato», mi dice un paziente, «quello che faccio ha più senso. È più importante, ha più qualità. Ho sprecato tempo facendo cose che non mi piacevano, trascurando le persone che amavo».

Sulla malattia e l'essere malati si è scritto molto. Meno sulla diagnosi e l'essere diagnosticati. Ancor meno sull'autodiagnosticarsi, cybercondriaci esploratori del corpo e dei suoi sintomi. Un'abitudine in aumento che testimonia il crescente trasferirsi in rete di esperienze una volta condivise nella relazione. Interrogare la rete per conoscersi può essere un buon ausilio alla cura di sé, purché non si dimentichi che la diagnosi richiede un esperto. Autodidattismo scientifico e dilettantismo medico, soprattutto quando si mettono al servizio di tratti ansiosi o propensioni ipocondriache, finiscono per promuovere conclusioni superficiali o inutilmente terrorizzanti.

Come tutti sapete, alla fine degli anni settanta, Susan Sontag scrive un pamphlet per ribellarsi all'idea della malattia come metafora, affermando che «non c'è niente di più primitivo che attribuire a una malattia un significato, poiché tale significato è inevitabilmente moralistico». Un libro importante, che ha influenzato tutti i successivi studi nel campo della medicina sociale e della psicologia medica.

Nel riconoscere l'impatto sociale delle rappresentazioni psicologiche della malattia, Sontag combatte perché siano tenute ben separate e non contagino la realtà scientifica della medicina. Dice che tubercolosi, cancro e Aids sono state, e in parte continuano a essere, metafore colpevolizzanti di stili di vita sbagliati. Metafore che lei conosce bene. Ha cinque anni quando il padre muore di tubercolosi. Ne ha 45 quando le viene diagnosticato un tumore al seno, e poi all'utero, dai quali guarisce. Muore di leucemia nel 2004.

Sontag ci mette in guardia dal pericolo di metaforizzare la malattia, ma, rivolgendo il suo pensiero tagliente a malattie molto diverse tra loro, corre il rischio di generalizzare. Quando afferma che tutte le malattie temute e misteriose sono sentite come «moralmente, se non letteralmente, contagiose», coglie una verità psicologica probabilmente ancora attiva in molti contesti familiari e sociali, ma, anche se scriveva trent'anni fa, si spinge troppo in là quando sostiene che «a un numero sorprendentemente alto di persone malate di cancro accade di essere evitate da parenti e amici». Ha però ragione quando dice che «persino i nomi di queste malattie sembrano avere un potere magico». E ricorda che, nel primo romanzo di Stendhal, Armance, la madre del protagonista si rifiuta di pronunciare la parola "tubercolosi" perché, pronunciandola, teme di affrettare il corso della malattia del figlio. E se Armance è ambientato all'epoca della Restaurazione, all'inizio degli anni Ottanta, quando mia madre si ammalò di cancro, tutti preferivano usare l'espressione "un brutto male". Le parole, si sa, non sono neutre e sono abitate da fantasmi. Le parole evocano immagini e costruiscono le nostre rappresentazioni. Per questo è importante che il linguaggio si adegui, per esempio, ai successi dell'oncologia degli ultimi decenni, che testimoniano un incremento dei tassi di sopravvivenza e consentono di scrivere libri, pieni di storie, come quello sull'immunoterapia con le Car-T.

Compito del medico è rivelare la diagnosi, non nasconderla. Ma nel farlo deve essere capace di servire contemporaneamente le ragioni dell'obiettività medica e quelle della psicologia individuale, del caso clinico e della storia personale. Di interpretare la tensione tra il dovere di informare il malato (e i suoi cari) e quello di consentirgli di dosare speranze, aspettative e illusioni. È bene che il medico abbia in mente il pensiero di Pascal per cui «la prima regola è "parlare con verità", la seconda è "parlare con discrezione"».

Per il clinico, ci insegna Karl Jaspers, psichiatra e filosofo tedesco del secolo scorso, la diagnosi deve rappresentare «un tormento». Frase che ripeto ai miei studenti e ai giovani colleghi in supervisione, e che può essere letta in molti modi. In questo caso, direi che il "tormento" coincide con la capacità del clinico di sostenere la posizione scomoda, a volte la torsione, tra l'impatto di una diagnosi, per esempio il referto di un esame istologico, e la capacità psicologica del paziente di conoscerla e assimilarla. Ma un altro "tormento" diagnostico è anche la tensione, lo accennavo poco fa, tra il paziente come individualità, storia unica, e il caso clinico come categoria generale e generalizzabile. Il malato e la malattia. Parafrasando Virginia Woolf che diceva "It is no use trying to sum people up" («è inutile pretendere di riassumere una persona»), potremmo dire («è inutile pretendere di riassumere una persona con un'etichetta diagnostica»). "It is no use trying to sum people up with a diagnostic label".

Quando, nel 1989, Sontag è a New York per presentare il suo libro Malattia come metafora, dal pubblico qualcuno le chiede come si può vivere senza metafore. «Si vive», risponde irritata. «Partecipi al tuo trattamento, hai speranza. Senza metafore la gente starebbe meglio». È anche grazie a Sontag se il potere ingannatore delle metafore applicate alle malattie è diminuito. Eppure, anche quando non ci piacciono, le metafore esistono, fanno parte di noi. È difficile pensare al "mal sottile" della Signora delle camelie, all'AIDS di Michel Foucault, all'epilessia di Dostoevskij, alla psicosi di Van Gogh, al cancro di Terzani («Ormai mi incuriosisce di più morire. Mi dispiace solo che non potrò scriverne») [e ovviamente al covid di tutti noi, tra si vax, ni vax e no vax, tra paesi che discettano sul vaccino e paesi che quasi non l'hanno visto] senza il carico inevitabilmente metaforico che queste diagnosi portano con sé. E anche riuscissimo a prendere le distanze dalle dimensioni collettive della metafora, non possiamo ignorare che le malattie possono diventare metafore e rappresentazioni personali. Eppure Sontag è irremovibile: nessuna metafora, nessuna mitologia, nessuna psicologia, nessuna interpretazione. L'immaginario della malattia, dice, non fa che peggiorare la vita del malato e spesso è più difficile da debellare della malattia stessa. «Si parla della malattia come di qualcosa che ti dona nuova profondità», scrive. «Io non mi sento più profonda. Mi sento appiattita. Sono diventata oscura a me stessa». Quando Sontag invoca un approccio scientifico e materialista alla malattia ha le sue ragioni. Ma la malattia, forse più forte della ragione, resiste all'idea ragionevole di essere separata dalle mitologie (personali e collettive) che porta con sé – e di cui la diagnosi è il nome di battesimo. La malattia è sempre dentro un paesaggio, personale e collettivo, come comprendiamo pagina dopo pagina leggendo il famoso memoir di Arthur Frank "Il narratore ferito".

All'appuntamento con la malattia, non tutti arrivano tenuti per mano dalla razionalità dell'evidenza scientifica e dalla laicità di un pensiero non metaforico. Non si tratta, come direbbe Sontag, di separare materia e spirito, ma di capire che oltre alla malattia c'è il malato con la sua storia personale e sociale, le sue metafore e rappresentazioni. Ci sono l'Ivan Il'ič di Tolstoj e il Nikolaj Stepanovič di Chechov, il cui incontro con la malattia diventa occasione di risveglio alla vita e metafora della condizione umana. Se non è dal malato che dipende l'esito della malattia (la famosa "volontà di guarire"), da lui possono dipendere il percorso, la narrazione e l'esperienza. È l'inevitabile soggettivo confronto tra l'umano e la sua ammalabilità. Ammalarsi è un fatto che mette in azione il nostro sistema di difese psichiche, non solo immunitarie. Chiama in causa la nostra personalità, il nostro sviluppo psichico, il nostro sistema cognitivo e le nostre conoscenze. Quanti di noi, come l'Ivan Ilič del racconto di Tolstoj, sono tornati a casa dopo una visita, ripassando mentalmente quello che aveva detto il dottore, «[...] cercando di tradurre in un linguaggio semplice tutte quelle parole scientifiche ingarbugliate, confuse, e di trovare in esse la risposta alla domanda che lo tormentava: stava male, molto male, o c'era ancora speranza?».

Le Devozioni nelle occasioni di emergenza e nei diversi gradi della mia malattia sono un libro poco conosciuto di uno dei poeti più grandi e dei malati più sensibili che io conosca: John Donne. Pubblicate nel 1624, le Devozioni sono un diario, un libro di meditazioni, preghiere e introspezione religiosa, un documento sulla medicina del tempo. E, in alcuni punti, una perorazione ante-litteram della complessità diagnostica e dell'impresa medica. Sentite, a proposito di diagnosi, cosa scriveva: «Quanto siamo distanti dal possedere rimedi per ciascun male, se ancora non abbiamo i nomi per designarli?». Non solo, le Devozioni sono anche una raffinatissima descrizione psicologica del dialogo silenzioso tra il paziente e il medico al suo capezzale. In poche righe, la paura di entrambi, la sintonizzazione empatica, e la prima mossa verso la cura.

«Osservo il medico con la stessa diligenza con cui lui la malattia; vedo che ha paura, e ho paura con lui: lo sorpasso, lo supero nella sua paura, vado tanto più veloce, perché rallenta il passo; ho tanta più paura, perché nasconde la sua paura, e la vedo con tanta più chiarezza, perché non vorrebbe che la vedessi. Egli sa che la sua paura non turberà la pratica e l'esercizio della sua arte, ma sa che la mia paura può turbare l'effetto e l'operazione della sua pratica» (corsivo mio).

Donne scrive le Devozioni a cinquantadue anni, sul finire dell'accesso di una delle grandi febbri tifoidi che lo avrebbero accompagnato fino alla morte, avvenuta nel 1631 probabilmente per un tumore allo stomaco. Come spesso accade, la malattia inizia insidiosamente. La condizione dell'uomo, dice Donne, è «mutevole, e perciò miserevole»: «questo minuto stavo bene, e sto male, questo minuto». «Ci sforziamo di stare in salute», continua, «ma in un minuto un cannone batte tutto, rovescia tutto, demolisce tutto; una malattia ci convoca, ci afferra, ci possiede, ci distrugge in un istante». Non è lo stesso appunto lapidario lasciatovi dalla scrittrice americana Joan Didion (l'autrice, da poco scomparsa, del magnifico L'anno del pensiero magico)? «Una sera ti metti a tavola e la vita che conoscevi è finita». Lo scrive per il marito, colpito davanti ai suoi occhi da un violento infarto.

Guardate in controluce, le diagnosi sono storie che raccontano, come romanzi di Philip Roth, la nostra battaglia con la «macchina del corpo», la sua vitalità e la sua decadenza. Tutto è racchiuso in questa frase di Edna O'Brien: «Nel corpo, non meno che nel cervello, è racchiusa la storia della vita», che il grande scrittore americano mette a esergo di L'animale morente. La malattia come storia – lo sapete meglio di me – è il fulcro della "medicina narrativa", che potremmo anche definire un tentativo di colmare lo spazio, talora il vuoto, tra il meraviglioso armamentario tecnico-diagnostico della medicina moderna e l'esperienza umana della malattia. Più che una disciplina, credo che la medicina narrativa sia un atteggiamento mentale che richiede, soprattutto al medico, competenze relazionali e dimestichezza con il racconto del paziente, i significati, le credenze e le mitologie che sanciscono l'unicità del malato e della sua relazione con la malattia. Una medicina in cui la voce del paziente è il cuore della relazione clinica e la chiave del processo diagnostico. Di nuovo con Bion, «il paziente è il migliore collega che abbiamo».

«Per essere noi stessi, – scrive Oliver Sacks – dobbiamo avere noi stessi – possedere, se necessario ripossedere, la storia del nostro vissuto. [...] Dobbiamo ripetere il racconto ... di noi stessi... L'uomo ha bisogno di questo racconto, di un racconto interiore continuo, per conservare la sua identità, il suo sé».

Nonostante la crescente importanza delle macchine, o forse proprio per questo, la professione medica continua a svilupparsi attorno alla narrazione. Il sintomo che il paziente riferisce al medico non è solo informazione, è narrazione. E spesso, con buona pace di Sontag, è metafora: "è come se il cuore perdesse colpi", "è come se avessi la testa piena di bambagia", "le gambe son pesanti come il piombo". Insieme ai suoi sintomi, il paziente porta al medico una storia. È questa storia che rende inseparabili il malato e la malattia. È la differenza tra illness, la malattia inserita nel suo contesto di esperienza e cultura, e disease, la malattia biologica. Il medico deve saperle tenere separate; lo deve a sé e al suo paziente. Ma deve anche saperle riunire; deciderà lui quando, o sarà il paziente a farglielo capire.

Il mito ci insegna che ogni medico, ogni terapeuta, è un guaritore ferito. Educatore di dei ed eroi, con le sue sapienti mani (χείρ, da cui "chirurgia"), il **centauro Chirone, metà uomo e metà cavallo,** insegna ad Achille a tirare con l'arco e a curare le ferite, e inizia Asclepio all'arte medica. Una lancia avvelenata col sangue dell'Idra, lanciata per sbaglio da Eracle, lo colpisce al ginocchio. Figlio di dei, Chirone non può morire, ma la sua ferita è destinata a rimanere sempre aperta: ecco il guaritore ferito, il dio sofferente. **Di fronte alla malattia, sulla soglia della diagnosi, il medico, dice Jung, «è chiamato in causa con tutto il suo essere».** Deve conoscere e riconoscere, perché «solo il medico ferito guarisce». Se «si rinchiude nell'abito professionale come in una corazza, non ha efficacia». Analogamente, quando una persona si ammala, è importante che venga alla luce il paziente-medico, cioè il suo fattore di guarigione, la cura di sé. Per curare, il medico non deve separarsi troppo dal suo aspetto di paziente. Per essere curato, il paziente non deve separarsi troppo dal suo aspetto di medico.

Abbiamo detto che una diagnosi "importante" modifica il nostro equilibrio psichico e relazionale. A cosa è affidato tale cambiamento? In buona parte, ai nostri meccanismi di difesa, che sono il principale strumento con cui gestiamo i conflitti e gli affetti. Originariamente ipotizzati da Freud, ma studiati e classificati soprattutto da sua figlia Anna, i meccanismi di difesa sono una delle funzioni psichiche fondamentali di adattamento alle richieste e alle restrizioni della realtà esterna, ma anche della realtà interna, ammesso che le due siano separabili. Le difese sono risorse dell'Io, processi psichici, spesso con risvolti comportamentali, che mettiamo in atto più o meno inconsciamente per affrontare situazioni difficili e stressanti: una malattia, un lutto, una separazione, la perdita del lavoro, desideri e impulsi poco graditi, proibizioni interiorizzate, affetti dolorosi. Quando si tratta di "gestire" una diagnosi di malattia, dunque, i meccanismi di difesa sono in prima linea.

Di nuovo da La morte di Ivan Ilic un esempio di un meccanismo di difesa che chiamiamo "regressione". E che può essere al servizio dell'Io.

In certi momenti, dopo lunghe ore di sofferenza, anche se si sarebbe vergognato a confessarlo, aveva soprattutto voglia che qualcuno avesse pietà di lui, come di un bambino malato. Avrebbe voluto che lo carezzassero, che lo baciassero, che lo compiangessero, così come si accarezzano e si consolano i bambini.

Un individuo con una personalità ben funzionante, e di conseguenza portato a impiegare difese mature, di solito riesce ad adattarsi al cambiamento, anche se gli costa fatica. Ben diversa è la situazione di chi, per fare i conti con l'infermità, per difendersi dalla malattia, ricorre a rimozioni, negazioni, scissioni o proiezioni. Per esempio, "tutto dev'essere come prima", oppure "niente sarà più come prima". Lo scenario di meccanismi di difesa, personalità e risposte comportamentali si è pienamente espresso in questi ultimi due anni.

La psicologia medica, che studia l'individuo malato, le sue reazioni alla malattia, il suo rapporto con il medico, dedica particolare attenzione agli stili di personalità e al funzionamento difensivo sia del medico sia del paziente. E naturalmente alla loro interazione. Conoscere lo stile di personalità e la struttura difensiva di un paziente è importante anche per prevedere la sua compliance al trattamento, cioè l'aderenza alle prescrizioni e ai cambiamenti di vita richiesti.

Va da sé che oltre alle difese del paziente ci sono quelle del medico (e un capitolo a parte sarebbe da dedicare a quando il medico è paziente). Chiunque abbia a che fare con persone da assistere, prima o poi sente il bisogno di "difendersi". L'angoscia di morte o contagio evocata da certe condizioni patologiche, il senso di frustrazione o al contrario di onnipotenza di fronte a certi pazienti, la fatica fisica ed emotiva legata alla particolare difficoltà di un caso, l'atteggiamento, magari aggressivo, o depresso, di alcuni pazienti, sono tutte situazioni che suscitano intense risposte difensive. Se quelle più caratteristiche della persona malata sono la rimozione ("mi 'dimentico' di essere malato"), l'isolamento affettivo ("sono malato, ma è come se la cosa non mi riguardasse"), la regressione ("sono tanto malato: curatemi!"), la negazione ("cosa stai dicendo, non sono affatto malato!") e la proiezione ("gli altri sono convinti che io sia malato, ma sono matti: io sto benissimo!"), il medico, quando deve "difendersi" dai suoi pazienti o dal carico emotivo della professione (con i tanti stati d'animo negativi che la caratterizzano, la stanchezza, l'impotenza, ma anche l'onnipotenza) o da turni di lavoro troppo impegnativi o da strutture e contesti non adeguati alle necessità del caso o della professione, si appoggerà a meccanismi analoghi, ma usati in chiave diversa.

Si sa che la nostalgia facilita l'idealizzazione, e spesso si sente dire che "i medici di una volta non ci sono più". Mi è capitato di rispondere che "anche la medicina di una volta non c'è più, ma sfido chiunque a rimpiangerla". È vero, però, che il "medico di famiglia" ci manca, e mai come in questi ultimi due anni ci è mancato. Pare che, entro pochi anni, 14 milioni di italiani rimarranno senza medico di base. Decine di migliaia di medici "scompariranno", anche perché i pensionamenti non saranno bilanciati dalle assunzioni. Un dato preoccupante, soprattutto se pensiamo che con una popolazione che invecchia velocemente, il tema dell'assistenza sul territorio sarà una priorità. Il "medico condotto" di una volta visitava i malati a casa. Oggi è impensabile: il numero dei pazienti è aumentato vertiginosamente; il carico burocratico, più o meno informatizzato, è soverchiante; il tempo disponibile per una visita, volendo soddisfare tutti e contenere i tempi di attesa, può arrivare a meno di dieci minuti; il livello di gratificazione, inevitabilmente, è bassissimo. La medicina generale scompare e quella specialistica avanza. Nella sua complessità integrata, il corpo lascia posto alle sue parti. E quando le parti sono curate come separate, finisce che siamo di fronte a un male (la disso-ciazione) nato da un bene (la medicina specializzata e i suoi progressi scientifici).

Mi sono imbattuto in una serie di riproduzioni dei "ritratti medici" di Norman Rockwell, un artista americano della seconda metà del secolo scorso. L'incanto quasi fiabesco che hanno esercitato su di me mi ha spinto a rintracciare le foto, meno edulcorate, ma altrettanto toccanti, di un famoso servizio, più o meno degli stessi anni, di Eugene Smith per Life: "Country doctor". O a rileggere, tra poco sarà tradotto in italiano, lo straordinario racconto di John Berger con le fotografie di Jean Mohr, "Un uomo fortunato. Storia di un medico di campagna". In modo diverso, sono immagini di dedizione e protezione, anche di paternalismo, graditi al paziente. Un mondo che non c'è più, pur continuando a vivere nel nostro immaginario. Se da una parte gli attacchi di nostalgia possono portare alla luce bisogni che altrimenti rischiamo di trascurare, dall'altra ogni tanto è bene sottoporre la nostalgia a un esame di realtà. Rimpiangiamo i tempi in cui non avevamo tomografie, risonanze, immunoterapie e trapianti d'organo?

I medici alla Rockwell facevano visite a domicilio e si fermavano a parlare con i pazienti, ma avevano poco da offrire in termini di terapie. Eppure questi medici con poche frecce al loro arco erano più amati e rispettati di quelli di oggi. Potremmo elencare una serie infinita di ragioni. Una potrebbe essere che una volta la maggior parte dei medici era "genera-lista" e quindi buona parte delle cure era fornita dalla stessa persona. Il medico conosceva il paziente attraverso le vicissi-tudini dei suoi diversi apparati. Un'altra ragione potrebbe essere che la conoscenza era nelle mani di pochi e chi aveva studiato deteneva un sapere pregiato che era anche un potere. Oggi viviamo in una situazione quasi opposta: chi ha studiato suscita sospetto e viene spesso attaccato come un prepotente privilegiato. Viviamo tempi in cui troppo spesso i somari congiurano e gli incompetenti salgono in cattedra. Ma anche tempi in cui il medico, sia chiaro, sto generalizzando, ha perso di vista l'altro suo compito principale, oltre a quello di curare: instaurare una relazione, fosse anche di un quarto d'ora, con il paziente. Inevitabilmente registrare e raccontare una storia. Prendere in cura le persone e non solo le malattie. Paradossalmente, sono proprio i successi nei confronti delle malattie ad avere determinato gli insuccessi nei confronti delle persone. Una volta accadeva il contrario, quando il valore della relazione medico-paziente apparteneva al sentimento della comunità.

La relazione medico-paziente è la materia che ho insegnato all'inizio della mia carriera universitaria. Non si tratta di esortare i medici a essere gentili e comprensivi (lo diamo per scontato, pur sapendo che non lo è), ma di insegnar loro a comunicare con i pazienti. Le caratteristiche personali del medico, se è laconico o loquace, riservato o espansivo, ansioso o sdrammatizzante, in sé non costituiscono oggetto di insegnamento, ma possono essere messe in dialogo con elementi di tecnica della comunicazione che, questi invece sì, possono essere insegnati e appresi.

Sono preoccupato dall'affermarsi di una clinica superficiale e antinarrativa, ma continuo ad aver fiducia nella medicina e ad amarla. Sono propenso idealmente alla saggia interezza del cosiddetto approccio "olistico", ma non sempre mi è chiaro come possa essere tradotto nella pratica. Penso che la specializzazione (anche estrema), oggi sia inevitabile in medicina. So di vivere nel ventunesimo secolo e non al tempo di Ippocrate, e dunque penso che una medicina dell'invisibile (per esempio l'uso di informazioni genetiche o markers per meglio dirigere il trattamento) possa essere anche più personalizzata o, come dicono gli anglosassoni, patient-tailored, di un'accurata intervista anamnestica. Purché iperspecialismo non significhi perdere di vista che un paziente non è "soltanto" il suo braccio, il suo stomaco, il suo cuore o un suo gene.

Ogni paziente è intero e unico, ma è anche parziale e simile ad altri. Il paziente è contemporaneamente il malato e la malattia. Il medico che non comprende questo paradosso rischia di essere un "medico a metà" e di avere, di conseguenza, una visione dimezzata del paziente. Assorbito dal "caso" clinico dimentica di avere di fronte un individuo con il suo punto di vista. Il tormento di cui ho parlato prima è anche questo: avere in mente, insieme e al tempo stesso, il malato e la malattia.

## BIGLIOGRAFIA

American Psychiatric Association, (2013), Manuale Diagnostico e statistico dei Disturbi Mentali. Quinta edizione. Tr. it. Raffaello Cortina, Milano 2014.

Balint, M. (1957), Medico, paziente e malattia. Tr. it. Giovanni Fioriti, Roma 2016.

Balint, M., Balint, E. (1961), Tecniche psicoterapiche in medicina. Tr. it. Einaudi, Torino 1970.

Bert, G., Medicina narrativa. Storie e parole nella relazione di cura. Tr. it. Il Pensiero Scientifico, Roma 2007.

Charon R. (2001), Narrative medicine: a model for empathy, reflection profession and trust. Journal of American Medical Association, October 17; 286(15):1897-902.

Charon, R. (2006). Narrative Medicine. Honoring the stories of illness. Oxford University Press, New York.

Chechov, A. (1889), Una storia noiosa. Tr.it. in Racconti, Einaudi, Torino, 1974.

Didion, J. (2005), L'anno del pensiero magico. Tr.it. il Saggiatore, Milano, 2008.

Donne, J. (1624), Devozioni per occasioni di emergenza. Tr. it. Editori Riuniti, Roma 1994.

Donne, J. (1623), Inno a Dio mio Dio, nella mia malattia. In Poesie. Tr. it. Rizzoli, Milano 2007, pp. 994-999.

Foucault, M. (1963), La nascita della clinica. Tr. it. Einaudi, Torino 1969.

Frank, A. (1955/2013), Il narratore ferito. Corppo, malattia, etica. Tr. it. Einaudi, Torino 2022.

Freud, A. (1936), L'Io e i meccanismi di difesa. Tr. it. in Opere, vol. 1, Boringhieri, Torino 1978.

Gadamer, H.G. (1993), Dove si nasconde la salute. Raffaello Cortina, Milano 1994.

Grieco A., Lingiardi V. (1994), Il guaritore ferito. Introduzione a Gadamer, H.G., op. cit., pp. IX-XXIII.

Good, B.J. (1994), Narrare la malattia. Lo sguardo antropologico sul rapporto medico-paziente. Tr.it. Einaudi, Torino, 2006.

Guggenbühl-Craig, A. (1971), Al di sopra del malato e della malattia. Il potere 'assoluto' del terapeuta. Tr. it. Raffaello Cortina, Milano 1987.

Jaspers, K. (1913), Psicopatologia generale. Tr. it. Il Pensiero Scientifico, Roma 1964.

Jung, C.G. (1921), Tipi psicologici . In: Opere, vol. VI, Boringhieri, Torino, 1977.

Jung, C.G. (1932/1934), Il divenire della personalità. In: Opere, vol. XVII, Bollati Boringhieri, Torino, 1991.

Lingiardi, V. (2013), "Dare un senso alla diagnosi". Aut-Aut, 357, pp. 127-142.

Lingiardi, V. (2015), Alterazioni del ritmo. Nottetempo Edizioni, Roma.

Lingiardi, V. (2018), Diagnosi e destino. Einaudi, Torino.

Lingiardi, V., Madeddu, F. (2002), I meccanismi di difesa. Raffaello Cortina, Milano.

Lingiardi, V., McWilliams, N. (2017), Manuale Diagnostico Psicodinamico, PDM-2. Tr. it. Raffaello Cortina, Milano 2018.

Mukherjee, S. (2010), L'imperatore del male. Una biografia del cancro. Mondadori, Milano, 2016.

Oransky, I. (2005), Susan Sontag. Obituary. The Lancet, 365, p. 468.

Pascal, B. (1657), Le provinciali. Tr.it. Einaudi, Torino, 1972.

Rieff, D. (2008). Senza consolazione. Gli ultimi giorni di Susan Sontag. Tr. it. Mondadori, Milano 2009.

Roth, P. (2001), L'animale morente. Tr. it. Einaudi, Torino 2002.

Rugarli, C. (2017), Medici a metà. Raffaello Cortina, Milano.

Sacks, O. (1985), L'uomo che scambiò sua moglie per un cappello. Tr. it. Adelphi, Milano 1986.

Schneider, R. (1969), Psicologia medica. Tr. it. Feltrinelli, Milano 1972.

Sontag, S. (1978), Malattia come metafora. Cancro e AIDS. Tr. it. Einaudi, Torino 1979.

Sontag, S. (1988), Illness as Metaphor and AIDS and its Metaphors. Farrar, Straus and Giroux, New York, 1989.

Sontag, S. (2013), Odio sentirmi una vittima. Tr. it. Saggiatore, Milano 2016.

Terzani, T., Zanot, M. (2005), Anam il senzanome. L'ultima intervista a Tiziano Terzani. Longanesi, Milano.

Tolstoj, L. (1886), La morte di Ivan Il'ic. Tr.it. in Quattro romanzi, Einaudi, Torino, 1977.

Winnicott, D. (1965), Sviluppo affettivo e ambiente, Armando, Roma 1970.

Woolf, W. (1922). La camera di Jacob. Mondadori, Milano, 1980.

# ABBIAMO LE EVIDENZE PER "FIDARCI" DELLA MEDICINA NARRATIVA E DEL DATO QUALITATIVO? - IL PUNTO DI VISTA DELLE RICERCHE DI MERCATO

*Vilma Scarpino*

Da poco più di 2 anni (febbraio 2020 – marzo 2022) quando parliamo di noi, nella vita professionale o privata, abbiamo tutti adottato un nuovo parametro di riferimento: "prima del covid" – "dopo o durante il covid" a segnalare che questa esperienza o trauma collettivo ha segnato una frattura profonda e un significativo cambiamento nella nostra storia comune di popoli e stati e nelle nostre vite individuali.

Un pericolo sconosciuto, imprevisto, rapido che ha creato un'emergenza, un iniziale momento di shock che ha innescato, a seguire, reazioni e cambiamenti nei nostri comportamenti e atteggiamenti di cittadini, consumatori e fruitori di prodotti e servizi, lavoratori.

Fin dall'inizio, abituati per deformazione professionale a tenere il polso degli accadimenti, abbiamo intrapreso uno studio di monitoraggio con l'intento di rilevare l'impatto del covid nella vita di tutti i giorni, consci del fatto che un'esperienza così inattesa e dura avrebbe potuto lasciare un segno profondo, soprattutto se si fosse protratta nel tempo: come in effetti è accaduto e tuttora sta accadendo.

Infatti, siamo approdati a quella che alcuni chiamiamo "nuova normalità" (appunto dopo il covid, diversa dall'epoca precedente).


## SEGNALI DAL PRESENTE

Abbiamo osservato con costanza ciò che avveniva intorno a noi, ponendo l'attenzione sui cittadini e sul loro modo di reagire, adattarsi, affrontare la quotidianità nel contesto nuovo e in continuo movimento; i segnali ci parlavano: di una crescita della fiducia nelle istituzioni [soprattutto nel governo centrale e nelle strutture ospedaliere) anche se sarebbe meglio parlare di una crescita del desiderio di fiducia, di una richiesta di affidamento; di un diverso atteggiamento nei confronti della propria salute  6 persone su 10, a giugno 2021 dichiarano di essere diventate più sensibili e attenti o più fataliste (dato che trova riscontro in molti altri paesi, non solo europei); della diminuzione dell'afflusso dei pazienti - dell'accesso nei luoghi sanitari o di cura; l'ospedale è stato ritenuto per lungo tempo luogo pericoloso per l'alto rischio di contagio; della crescita della familiarità col digitale nella gestione della salute da parte dei cittadini (es. ricevere ricette del medico, prenotare visite e d esami, comunicare col medico, acquistare farmaci online);

dell'aumento importante, presso la classe medica, della gestione dei pazienti da remoto e dell'uso della telemedicina per consulti e altro.

Questi segnali, importanti da rilevare per cercare di tenere a mente un quadro il più possibile completo del contesto, se valutati nella prospettiva "quantitativa", potevano risultare in alcuni casi deboli perché quando si registrano mutamenti in divenire è necessario aspettare tempo per ottenere scostamenti sensibili ed evidenti, mentre il complemento della lettura qualitativa dei dati, alla luce del contesto e di un'interrogazione più profonda dell'esperienza, poteva cogliere più precocemente la direzione di senso di variazioni "sottili", oppure cogliere ciò che è all'origine di comportamenti e tendenze, ancora così mobili nel momento storico scandito dalle diverse ondate del virus.

E infatti, gli stessi segnali del "presente" elencati poc'anzi, acquisiscono maggior spessore e forza nel rappresentare non "come ci stiamo comportando" bensì "come stiamo vivendo": la crescita della fiducia nelle istituzioni (e in alcune di esse in particolare) ci parla del bisogno di riferimenti (possiamo parlare anche di affidamento) avvertito in una fase in cui prende il sopravvento l'imprevedibilità; a questo riguardo l'evolversi delle circostanze ha generato una drammatica presa di coscienza della dialettica tra sanità ed economia e tra giustizia e libertà, nodi irrisolti che interrogano la comunità e la cittadinanza, ancor più alla luce dell'evidenza, imposta dal covid, che le cose non si risolvono da sole come individui e nemmeno da soli come stati; il diverso atteggiamento nei confronti della propria salute e la diminuzione dell'afflusso dei pazienti, dell'accesso nei luoghi sanitari o di cura, ci segnalano quanto la paura sia presente e determinante di relazioni e atteggiamenti, paura tra l'altro alimentata da comunicazioni talora contraddittorie, in continua evoluzione oltreché dall'invasione delle fake news; la crescita della familiarità col digitale nella gestione della salute da parte dei cittadini e l'aumento importante, presso la classe medica, dell'uso della telemedicina ci indica l'aprirsi di nuovi spazi di interazione e avverte dell'importanza di attrezzarsi di nuove competenze e abilità in questo senso.

## IPOTESI PER IL FUTURO

«Tornerà tutto come prima?» Quante volte ci siamo sentiti fare e ci siamo fatti questa domanda.

All'inizio del lockdown abbiamo inaugurato, in ufficio, una sorta di giornalino comune con l'invito a tutti, in piena libertà, di scrivere, se gradito, i propri pensieri e la propria esperienza in quel momento quasi irreale: quelle storie, le nostre storie, erano naturalmente diverse e uniche perché «personali» ma cariche di significati condivisi, che ognuno esprimeva a suo modo e che, tuttavia, risuonavano coralmente, trasmettendo direzioni di senso emblematiche ed evocative per tutti. Questo per dire che, anche nella prospettiva di ipotesi per il futuro, prima ancora di registrare sui grandi numeri segnali inequivocabili di mutamenti, indizi per la risposta si sono colti nel filo rosso di alcune testimonianze: cambia il modo di lavorare, di frequentare la scuola, di fare la spesa (naturalmente cresce l'online), di organizzare il tempo libero, di fare formazione. La radice comune del mutamento che riguarda tutti i piani considerati è che, diversamente da prima, oggi siamo chiamati a riconoscere e gestire il rischio e a fare i conti con l'incertezza e nelle relazioni è impossibile il «corpo a corpo»: tramonta l'abbraccio, il dare la mano sostituito da un sorriso o un cenno del capo.

Quindi il futuro, almeno quello prossimo, sarà in parte diverso da prima e si impongono nuove necessità per la collettività: ripensare la categoria «dell'impossibile»; dare maggior attenzione a chi ci circonda, a come pensiamo e a come ci esprimiamo, al linguaggio ovvero ai pensieri e alle parole. In particolare, in ambito salute, il contributo della tecnologia e lo sviluppo della telemedicina, obiettivo di primaria importanza del PNRR, chiede di riflettere sul fatto che comunicare in remote significa "creare un contatto a distanza" (tele o video call) e in questa prospettiva bisogna porsi l'obiettivo dell'acquisizione di nuove capacità relazionali per tutti gli operatori sanitari e in primo luogo per i medici.

Possiamo quindi concludere che sì, dal punto di vista delle ricerche di mercato, abbiamo le evidenze per fidarci del dato qualitativo, perché nella nostra prospettiva i dati non sono solo pesi o misure, ma sono relazioni e modi di vivere.

# I GRUPPI DI MEDICINA NARRATIVA A MISURA D'OSPEDALE: L'ESPERIENZA FORMATIVA E IL MODELLO DEL CENTRE HOSPITALIER INTERCOMMUNAL DE CRÉTEIL (CHIC)[1]

*Christian Delorenzo, Tsellina Desfemmes, Marina Vignot, Jean-Marc Baleyte, Rita Charon*

ABSTRACT

Dal 2019 ha luogo, presso il Centre Hospitalier Intercommunal de Créteil (CHIC), una formazione alla medicina narrativa. Cinque gruppi fissi, transdisciplinari e interprofessionali si riuniscono una volta al mese per partecipare a un labora-

[1] La versione originale, in francese, di questo articolo è apparsa su «Médecine et philosophie» (2021, 5, 47-54). Ringraziamo la redazione della rivista e Isabelle Galichon, curatrice dei numeri speciali dedicati alla medicina narrativa, per averne permesso la traduzione, che è stata fatta da Christian Delorenzo.

torio di due ore. La facilitazione è fornita da un consulente letterario-ospedaliero e da un operatore sanitario. Questo articolo presenta la metodologia del progetto, con le sue novità. In particolare, è stato sviluppato un modello in tre fasi (laboratori di base, di creatività e di facilitazione) che può essere trasferito in altre realtà di cura. Usando un approccio che prende le mosse dalla ricerca dialogica, verrà riportata una serie di feedback dei partecipanti, che mettono in luce gli effetti della formazione sul benessere degli operatori, le competenze narrative e i legami interprofessionali.

## INTRODUZIONE

Negli ultimi anni la formazione alla medicina narrativa – basata sull'associazione della lettura accurata («close reading») con pratiche di scrittura espressiva, riflessiva e creativa, a partire dai principi elaborati da Charon (2006 e 2017) e il suo gruppo di lavoro presso Columbia University – ha cominciato a diffondersi, oltre il quadro accademico, nei contesti professionali, soprattutto a un livello di reparto o di specialità. Dalla rianimazione neonatale (Bobb, 2016) alle cure palliative (Hinyard, 2018), passando per l'ostetricia e la ginecologia (Winkel, 2010, 2016a e 2016b; Moss, 2014), la pediatria (Birigwa, 2017; Adamson, 2018), la medicina interna (Gordon, 2017), la chirurgia (Kirkland, 2018), l'oncologia (Shaw, 2019) e la neurologia (Harrison, 2019), le esperienze, a oggi sempre più numerose, hanno messo in luce risultati positivi in termini di competenze relazionali, narrative, culturali, pedagogiche e cliniche, con un rafforzamento dell'empatia e della riflessività, nonché una riduzione del burnout. Remein (2019) sottolinea tuttavia che devono essere condotte ulteriori ricerche al riguardo.

Le esperienze più ampie di formazione rimangono rare, come suggerisce di recente Gowda (2019), che punta a dimostrare la fattibilità di un percorso di medicina narrativa in tre diverse cliniche universitarie. Small (2017) suggerisce, alla luce di un progetto di diciotto mesi presso il Children's Center del Johns Hopkins Hospital, che la medicina narrativa, se condotta su scala ospedaliera, può contribuire alla costruzione di una comunità di cura, con effetti positivi sul benessere degli operatori. Le altre formazioni descritte in letteratura (Polvani, 2014; Chen, 2017; Jacobs, 2017) hanno caratteristiche, in termini di temporalità, metodologia, obiettivi e ricerca, che le rendono parzialmente utili per riflettere sull'applicazione della medicina narrativa a un livello di ospedale, come si farà nelle pagine seguenti, dove verranno presentati l'esperienza e il modello pedagogico in tre fasi (laboratori di base, di creatività e di facilitazione) del Centre Hospitalier Intercommunal de Créteil (CHIC).

## UN OSPEDALE NARRATIVO

All'indomani del convegno internazionale «Médecine et récit: la maladie comme expérience biographique» (19 e 20 ottobre 2017, Créteil e Paris), si è costituito, a partire da un'idea di Jean-Marc Baleyte e con il sostegno a distanza di Rita Charon e Columbia University, un gruppo di lavoro per riflettere su un progetto di medicina narrativa allo CHIC.

Fin dal principio l'obiettivo è stato quello di costruire un'esperienza formativa a livello ospedaliero: il rafforzamento della cultura narrativa all'interno dell'istituzione intendeva rappresentare un contributo più ampio alla qualità delle cure. Del resto, come sostengono numerosi autori e studi (tra cui Charon, 1992 e 2006; Greenhalgh, 1998; Launer, 2002; Bruner, 2003; Tran, 2004; Haidet, 2006; Bert, 2007; Zannini, 2008; Goupy, 2017), la medicina narrativa può avere effetti positivi sulle relazioni con i pazienti, la compliance, l'efficacia diagnostica, la raccolta di informazioni significative per la co-costruzione dei percorsi terapeutici, il benessere professionale e la riduzione degli errori legati alla carenza d'ascolto.

In seguito a una presentazione ufficiale nel marzo del 2018, le istanze istituzionali dello CHIC, nella figura del direttore generale, della direttrice sanitaria e del presidente della commissione medica ospedaliera (all'epoca, rispettivamente, Stéphane Pardoux, Elisabeth Deletang e Hervé Hagège), hanno approvato il progetto, affinché lo CHIC diventasse un "ospedale di medicina narrativa" o, più semplicemente, un "ospedale narrativo".

In linea di principio, la direzione ha dato la possibilità a tutti gli operatori interessati di disporre di due ore al mese per partecipare a un laboratorio di medicina narrativa durante l'orario di lavoro, dalle 13 alle 15 (la fascia più adatta, secondo la direzione sanitaria, per incoraggiare la partecipazione). Non si sottolineerà mai abbastanza l'importanza di questa apertura, che testimonia un impegno attivo, anche nel senso di un atto etico e politico, da parte dell'istituzione, la quale ha così riconosciuto il posto che la narratività ha o dovrebbe avere in un ambiente come quello ospedaliero.

## LA COSTITUZIONE DEI GRUPPI

Mettendo a disposizione un tempo per la medicina narrativa, l'istituzione ha dato la possibilità di creare 5 gruppi fissi, ognuno associato a un diverso giorno della settimana, di 8 partecipanti. All'inizio del mese di gennaio 2019, per l'avvio ufficiale dei laboratori, 40 operatori dell'ospedale erano iscritti in forma volontaria, occupando la totalità dei posti disponibili. Si trattava di 12 infermieri, 7 caposala, 6 medici, 4 impiegati dell'amministrazione, 3 oss, 2 psicologi, 2 psichiatri, 1 cappellano, 1 musicoterapeuta, 1 assistente sociale, 1 ostetrica. I reparti coinvolti erano (in ordine alfabetico): chirurgia generale e urologia, cure palliative, gastroenterologia, geriatria, ginecologia e ostetricia, medicina legale, neuropsichiatria infantile, oncologia, otorinolaringoiatria, pediatria, pneumologia, rianimazione neonatale, servizio prevenzione e cura tossicodipendenze.

I gruppi di medicina narrativa allo CHIC hanno dunque avuto una vocazione interprofessionale e transdisciplinare fin dal principio. Per incoraggiare la libertà d'espressione, i gruppi sono stati composti scegliendo, per quanto possibile, operatori di reparti diversi e senza rapporti gerarchici. Inoltre, la riservatezza è sempre stata totale: in linea di principio, i testi potevano essere diffusi soltanto da chi li aveva scritti, e non sarebbero mai stati chiesti per essere analizzati (a eccezione di quanto prodotto nei laboratori di ricerca, di cui si parlerà in seguito).

La facilitazione è stata da subito affidata a un «tandem» sanitario-letterario, che intendeva incarnare, dal punto di vista formativo, l'integrazione tra medicina e narratività (come nella definizione stessa di «medicina narrativa»). I facilitatori sanitari si sono formati nel dicembre del 2018, un mese prima dell'avvio dei laboratori.

Per garantire un legame e una sorta di collante tra i vari gruppi è stata creata una figura professionale inedita: quella del «consulente letterario-ospedaliero», incarnata da Christian Delorenzo, che è stato assunto dapprima a tempo parziale e determinato presso il servizio di neuropsichiatria infantile nel settembre del 2018, e poi, a partire dal gennaio del 2021, a tempo pieno e indeterminato. Il consulente letterario-ospedaliero, che ha usufruito della supervisione diretta e a distanza di Rita Charon, ha sempre rappresentato il facilitatore letterario fisso dei tandem, che a volte hanno accolto altri specialisti di narrazione. Ha anche fornito il lavoro necessario, dal punto di vista dell'organizzazione, della comunicazione, della pedagogia e della ricerca, per la prosecuzione del progetto.

## IL DISPOSITIVO PEDAGOGICO DEL LABORATORIO

Il modello pedagogico dello CHIC, orizzontale ed esperienziale, riprende il dispositivo del laboratorio («workshop») elaborato presso Columbia University da Charon (2017) e dal suo gruppo di lavoro.

Dal punto di vista morfologico, i laboratori di medicina narrativa si basano su tre attività fondamentali. Si potrebbe riassumerne lo svolgimento così: si conduce una lettura accurata su una narrazione letteraria, visiva o musicale, riflettendo sul contesto, la forma (il genere, la struttura e il narratore), lo stile, le metafore, il tempo, lo spazio, la trama e il desiderio, come dice Charon (2006 e 2017); si scrive a partire da una frase d'invito («prompt») che s'ispira alla narrazione appena letta; si condividono ad alta voce i testi scritti, e vi si risponde sempre secondo le categorie della lettura accurata.

Queste tre attività, lettura, scrittura, condivisione, rappresentano altrettante unità di base, che rendono possibile l'esperienza, nel gruppo, della triade pratica della medicina narrativa, con i suoi movimenti di attenzione, rappresentazione e connessione (Charon, 2006).

Per semplificare, si potrebbe dire che la lettura consente di lavorare sull'attenzione, la scrittura consente di lavorare sulla rappresentazione, la condivisione consente di lavorare sulla connessione. La realtà concreta è tuttavia molto più complessa, visto che i movimenti dell'attenzione, della rappresentazione e della connessione si attivano sempre.

Durante la lettura, per esempio, si costruisce una rappresentazione della narrazione di partenza grazie alla facoltà dell'immaginazione, e si rafforza la connessione condividendo insieme, ad alta voce, le reazioni estetiche, intellettuali ed emotive.

Durante la scrittura, si rafforza la connessione compiendo in silenzio lo stesso atto fisico sulla carta, in un tempo limitato che funziona come un elemento contenitivo ma anche stimolante, e si accorda una nuova attenzione, più personale ed espressiva, creatrice e creativa, alla narrazione di partenza, grazie al fenomeno transizionale della frase d'invito.

Durante la condivisione, si concede ai testi degli altri la stessa forma di attenzione accordata alla narrazione di partenza, e vi si aggiungono, in maniera collaborativa e costruttiva, per meglio dire, co-costruttiva, varie rappresentazioni, che vanno a nutrire l'identità e l'immaginario del gruppo, ma anche, per estensione, la cultura narrativa del sistema (ospedaliero, nel caso dello CHIC), che in questo modo vede ampliati i propri orizzonti.

## UN MODELLO IN TRE FASI

All'inizio dell'esperienza dello CHIC l'obiettivo era doppio: incoraggiare l'appropriazione della lettura accurata, insieme con le sue categorie analitiche, e stimolare l'espressione scritta, per far emergere a poco a poco lo strumento della cartella parallela, un genere epistemico, riflessivo, creativo, formativo e clinico inventato da Charon (2006). Come suggerito dalla definizione, si tratta di una cartella «parallela» rispetto a quella ospedaliera: in un testo di questo tipo, gli operatori sanitari hanno la possibilità e il diritto di scrivere in linguaggio ordinario, usando la forma che gli sembra più adeguata, tutto quello che non può trovare spazio in una cartella tradizionale ma che si rivela necessario per le cure.

Alla luce del doppio obiettivo pedagogico, sono stati costruiti i laboratori di base, che hanno seguito la morfologia illustrata nella sezione precedente: 1) lettura accurata di una narrazione, scelta e proposta dal consulente letterario-ospedaliero; 2) frase d'invito alla scrittura, elaborata dal consulente letterario-ospedaliero; 3) condivisione ad alta voce delle narrazioni scritte e talora co-costruite dai partecipanti.

Dopo un ultimo laboratorio di questo tipo, dedicato però alla cartella parallela, la struttura degli incontri si è evoluta: è stato chiesto ai partecipanti di redigere una cartella parallela tra due sessioni, come nella supervisione descritta da Charon (2006). Ma è stato aggiunto un elemento di novità, suggerito dalla richiesta esplicita di mantenere uno spazio e un tempo per la creatività pura. Ogni membro del gruppo è stato così invitato a portare anche una narrazione a propria scelta (letteraria, visiva oppure musicale). Durante i laboratori, alla luce dei testi letti e condivisi dai partecipanti, il consulente letterario-ospedaliero creava poi, in maniera estemporanea, una frase d'invito alla scrittura, per ampliare gli orizzonti della rappresentazione e rafforzare la connessione. Sono nati così i «laboratori di creatività», dapprincipio definiti «laboratori di cartella parallela». Con il passare del tempo il primo concetto si è imposto, anche perché la cartella parallela può essere considerata come uno strumento che pone la creatività al servizio della cura.

Dopo quattro sessioni di questo tipo, si è rivelato necessario un ulteriore cambiamento, non tanto nello svolgimento dei laboratori, che avrebbe ripreso la struttura di base, ma nella dinamica di gruppo: a turno ogni partecipante, sotto la guida del consulente letterario-ospedaliero, avrebbe costruito e facilitato un incontro, per poi riflettere su quanto avvenuto. In altri termini, tutti i membri avrebbero prima o poi svolto il ruolo di facilitatore sanitario accanto al consulente letterario-ospedaliero nel contesto rassicurante del proprio gruppo.

Tuttavia, la pandemia e l'impossibilità di ritrovarsi fisicamente a partire dal febbraio del 2020 hanno ostacolato il percorso previsto. Si sono perciò dovuti riprendere i normali laboratori di base online. Poi, con una temporalità che ha seguito le esigenze di ogni gruppo, i partecipanti, avendo ormai acquisito la fiducia e le conoscenze necessarie per farlo, sono stati in grado di facilitare gli incontri in videoconferenza. Si sono così svolti i «laboratori di facilitazione». Durante queste sessioni, oltre ad assicurare un ruolo di supervisore, il consulente letterario-ospedaliero è dovuto passare talvolta dall'osservazione partecipante a quella che Bastien (2008) chiama «partecipazione osservante», condividendo le proprie scritture con il gruppo.

Se i laboratori di base e di creatività hanno obiettivi autoevidenti, giustificati dall'ambito disciplinare, i laboratori di facilitazione puntano maggiormente all'applicazione e alla diffusione della medicina narrativa su scala ospedaliera. Da un lato contribuiscono, in maniera ancora più profonda, ad allenare i professionisti della salute a quella che Barone (2015) definisce «facilitazione narrativa»: gli operatori sanitari si allenano ad assumere una postura che può essere riutilizzata nelle relazioni con i pazienti, i loro familiari e i colleghi, al fine di sollecitarne il racconto. Dall'altro lato, questi laboratori preparano e formano in senso stretto alla facilitazione sanitaria: i partecipanti possono diventare, insieme con il consulente letterario-ospedaliero, facilitatori in un nuovo gruppo o all'interno del proprio, che sarà a quel punto in grado di accogliere altri professionisti dell'ospedale. Si genera così un effetto «a palla di neve», che permette di diffondere la medicina narrativa a un livello sempre più ampio nel luogo di cura.

Queste tre tipologie di laboratori (di base, di creatività e di facilitazione) rappresentano dunque un modello potenzialmente ricorsivo e autogenerativo, che fa emergere, ancora una volta, i movimenti della triade pratica. Si potrebbe dire che i laboratori di base permettono di affinare in via prioritaria l'attenzione, quelli di creatività si concentrano soprattutto sulla rappresentazione, e quelli di facilitazione mettono al centro la connessione. Nella realtà, come abbiamo già suggerito, l'attenzione, la rappresentazione e la connessione sono elaborazioni concettuali di un processo più complesso, a spirale, che si attiva completamente e contemporaneamente in ogni laboratorio, per favorire l'applicazione e l'appropriazione delle competenze narrative anche al di fuori di uno specifico gruppo.

## I CONTENUTI

Per quanto riguarda l'aspetto semantico, la costruzione dei laboratori di base ha richiesto un lavoro estremamente preciso, che permette di fornire indicazioni ulteriori sull'elaborazione del modello e la sua trasferibilità.

In primo luogo, bisogna riconoscere che la trama dell'esperienza si è creata a mano a mano, con il passare del tempo: si può parlare, rifacendosi a Glaser (1967), di una formazione «grounded». Dopo ogni incontro, il consulente letterario-ospedaliero dedicava un'ora alla stesura di un testo nel quale raccontava tutto quello che aveva notato, vissuto e provato. L'idea è stata ispirata da Rita Charon, che ha consigliato, nell'ambito della sua supervisione, di tenere traccia della «storia naturale» di ogni gruppo. Dal germe di questo suggerimento è nato lo strumento di autoformazione e ricerca delle «note parallele», un genere di scrittura epistemico, espressivo, riflessivo e narrativo al contempo, che mette insieme, nella sua definizione, i concetti della «cartella parallela» e delle «note di campo» (tanto utilizzate in ambito etnografico). L'uso di tale strumento ha, tra le altre cose, sostenuto la scelta dei testi e l'elaborazione delle frasi d'invito alla scrittura, alle quali si è sempre accompagnato il tentativo di integrare le storie dei vari gruppi.

Si noti altresì che, durante questa prima fase, sono state proposte soltanto narrazioni di partenza che avessero un legame tematico forte con la medicina, la malattia e la cura, per rispondere alle aspettative dei professionisti, porsi in linea con il contesto ospedaliero e preparare il lavoro sulla cartella parallela. Ad ampliare gli orizzonti narrativi doveva essere la frase d'invito alla scrittura.

Per entrare più nel dettaglio, nel laboratorio 1 si sono introdotte le tre attività fondamentali della lettura, della scrittura e della condivisione a partire da alcuni brani di «La gola d'acciaio» di Michail Bulgakov, dove lo scrittore e medico racconta la prima tracheotomia da lui compiuta. Alla luce di questo testo – che faceva metaforicamente da specchio alla prima esperienza di gruppo nell'ambito della medicina narrativa –, e alla luce del modello anaforico contenuto nel libro «Mi ricordo» di Georges Perec, i partecipanti sono stati invitati a elaborare una lista letteraria di «prime volte», inventate o accadute davvero, legate alla vita professionale o personale, su libera scelta. Poi hanno selezionato un episodio per raccontarlo in forma scritta.

Nei due incontri successivi si è cercato di incoraggiare la fiducia e la conoscenza all'interno dei gruppi. Nel laboratorio 2 i partecipanti sono stati perciò sollecitati a presentarsi alla terza persona dopo aver letto con cura le pagine dedicate all'entrata in scena del personaggio di Thomas Rémige, un infermiere coordinatore di un'unità trapianti, nel romanzo «Riparare i viventi» di Maylis de Kerangal. Nel laboratorio 3 i partecipanti si sono invece rappresentati, alla prima persona, nelle vesti di un personaggio, alla luce del celebre incipit di «Moby Dick» di Herman Melville, dove il tema della malattia emerge attraverso la malinconia di Ismaele.

I laboratori 4 e 5 si sono concentrati in maniera specifica su due generi di scrittura in prosa, e cioè la lettera e il diario, a partire, rispettivamente, dal romanzo «La malattia» dello scrittore venezuelano Alberto Barrera Tyszka e dal «Journal d'un médecin malade» («Giornale di un medico malato») dello psicoanalista francese René Allendy. Tali scelte intendevano stimolare o fornire, a seconda dei casi, le competenze espressive e linguistiche per preparare in modo più specifico il lavoro sulla cartella parallela. Questo genere può infatti assumere una molteplicità di forme: non solo il racconto alla prima persona, ma anche la lettera, il diario e la poesia, come si evince dai numerosi esempi riportati da Charon (2006). Allo CHIC la poesia era già stata affrontata, grazie a un testo di Sabine Sicaud, con il primo gruppo dei facilitatori sanitari in occasione della giornata di autoformazione nel dicembre del 2018, a cui si è accennato sopra. In un percorso ideale tale genere dovrebbe essere al centro di un ulteriore incontro, prima della sessione dedicata alla cartella parallela, che dà avvio ai laboratori di creatività.

In conclusione, la costruzione dei laboratori di base allo CHIC, con i loro contenuti, può essere generalizzata per dare vita alla seguente microstruttura semantica in tre tappe (una sorta di modello nel modello): 1 laboratorio d'introduzione, per fare una prima esperienza del dispositivo; 2 laboratori di presentazione e rappresentazione dei partecipanti, per consolidare il gruppo; 3 laboratori sui generi della lettera, del diario e della poesia, per preparare la cartella parallela.


## I LABORATORI DI RICERCA

Per cominciare a valutare qualitativamente l'impatto della formazione, si sono organizzati alcuni laboratori di ricerca sotto forma di focus group. Tali momenti sono stati integrati all'interno del percorso con l'obiettivo ulteriore di approfondire e sollecitare la co-costruzione narrativa dell'esperienza. Il gruppo, con le sue domande, ha assunto un ruolo simile a quello dell'intervistatore nell'ambito della «Narrative Inquiry» (sulla quale si rinvia alla panoramica di Zannini, 2017).

Per ciascun gruppo si è svolto un laboratorio di ricerca alla fine di ogni fase formativa, e cioè dopo i laboratori di base, dopo quelli di creatività, e dopo quelli di facilitazione. Si è sempre posta la stessa domanda, che fungeva anche da frase d'invito alla scrittura: «Raccontate la vostra esperienza della medicina narrativa in questo gruppo fino a oggi». Tale formulazione sollecitava la narrazione («raccontate») individuale («vostra») dell'«esperienza» all'interno di un quadro collettivo («in questo gruppo») e temporalmente delimitato («fino a oggi»).

I tre laboratori di ricerca hanno tuttavia avuto una struttura differente. Nel primo laboratorio, si sono riletti gli stessi brani già presentati durante il laboratorio d'introduzione (da «La gola d'acciaio» di Bulgakov), e i partecipanti hanno dovuto rispondere per iscritto, come la prima volta, alla domanda: «Che cosa notate in questo testo?» Così, come suggerito da Rita Charon nella sua supervisione, si sono potute confrontare le risposte a sei mesi di distanza. Poi si è svolta l'attività di scrittura e condivisione a partire dalla frase esplicitata sopra: «Raccontate la vostra esperienza della medicina narrativa in questo gruppo fino a oggi».

Nel secondo laboratorio, è stata dapprima presentata la teoria della medicina narrativa attraverso alcune narrazioni che permettevano di farne emergere i nodi concettuali fondamentali: le quattro divergenze nella cura, i cinque aspetti narrativi della medicina, e la triade pratica dell'attenzione, della rappresentazione e della connessione (Charon, 2006). I partecipanti hanno risposto alla domanda di ricerca negli ultimi quindici minuti, ma senza una successiva condivisione. In due gruppi non c'è stato abbastanza tempo a disposizione per l'attività di scrittura. Si è perciò chiesto di elaborare il testo in seguito e d'inviarlo via e-mail, ma solo la metà dei partecipanti è riuscita a eseguire questo compito. Va notato che si era ormai nel febbraio del 2020, allo scoppio della pandemia in Europa.

Nel terzo laboratorio, è stata posta semplicemente la domanda: «Raccontate la vostra esperienza della medicina narrativa in questo gruppo» (senza «fino a oggi») perché si era alla fine del percorso. L'incontro è stato interamente dedicato alla condivisione, agli scambi e alla discussione tra i partecipanti.

Le risposte e i commenti forniti suggeriscono che il quadro temporale potrebbe essere precisato meglio in futuro, facendo riferimento diretto ai periodi durante i quali si svolge ogni fase: «Raccontate la vostra esperienza della medicina narrativa in questo gruppo da... a...» Tale formulazione permetterebbe di riflettere ancora più approfonditamente sugli effetti specifici dei laboratori di base, di creatività e di facilitazione.

## I FEEDBACK E I RISULTATI

Prima di affrontare i limiti dell'esperienza e concludere, si riportano qui di seguito alcuni feedback, che fanno emergere gli effetti positivi della formazione in termini di benessere degli operatori, competenze narrative e rafforzamento dei legami interprofessionali. I testi e le testimonianze sono stati raccolti e registrati durante i laboratori di ricerca, per poi essere trascritti in forma anonima con l'accordo dei partecipanti. La selezione operata si ispira all'idea, all'etica e ai principi della ricerca dialogica, per come è stata elaborata da Arthur Frank (2004, 2005 e 2010): un approccio che mira a restituire la complessità delle pratiche narrative, rispettando le persone e le voci implicate nelle esperienze.

In primo luogo, i laboratori hanno rappresentato uno spazio inedito all'interno di quello ospedaliero: una sorta di luogo di transizione, tra dentro e fuori, in grado di favorire non solo la libertà d'espressione a livello individuale, ma anche le relazioni e l'identità collettiva. Come scrive una partecipante, ci si ritrova «in un gruppo dove c'è una grande benevolenza, in uno spazio che è interno ma allo stesso tempo esterno rispetto all'ospedale». I laboratori appartengono «all'ambito lavorativo, perché si finisce sempre per parlare di un caso o di un episodio. Ma è il contesto a essere diverso». Se «le tovaglie bianche», che coprono i tavoli, fanno pensare talvolta «a uno spirito neutro, che dà a tutti la libertà di esprimersi», in altre occasioni i laboratori rappresentano «un'oasi nella tempesta della vita quotidiana»: una metafora spaziale che testimonia un senso di benessere legato anche all'incontro paritario con i colleghi. «È chiaro che adesso esiste tra noi un legame di fiducia. Ed è proprio questo legame, probabilmente, il punto di forza del laboratorio».

Anche la rappresentazione della temporalità ha qualcosa di transizionale, come esprimono bene le immagini della «parentesi» o del «momento al di fuori del tempo», che ritornano spesso nei feedback. Si potrebbe pensare alla temporalità ripetuta, rassicurante e magica dei riti, che contribuiscono, secondo Miermont (1993), all'ecologia dei legami.

C'è da dire che nel terzo laboratorio di ricerca l'aspetto della ritualità è stato apertamente nominato. Un gruppo ha definito gli incontri come una forma di "rituale", non solo per via delle attività di lettura, scrittura e condivisione che ne scandiscono lo svolgimento, ma anche perché i partecipanti finiscono quasi per assumere i ruoli di una rappresentazione scenica. Inoltre, in tutti e cinque i gruppi è stata utilizzata la metafora della bolla per definire l'esperienza.

Il testo seguente mostra bene il senso che tale immagine può avere:

«Entro in una bolla. Una bolla trasparente attraverso cui posso osservare l'ospedale, i pazienti, i colleghi e descriverli. Posso andare avanti e indietro nel tempo, ricordarmi di un paziente, un evento inconsueto, un momento di tristezza o una risata convulsa.

Questa bolla trasparente mi permette di riflettere, ponendomi al riparo dall'agitazione esterna. Mi permette di riflettere con calma ma anche in maniera diversa. Mi permette di rivedere il mio ruolo di medico, le mie relazioni con i pazienti o con le altre persone senza essere disturbata, ma soprattutto da un'altra prospettiva.

Questa bolla è un rifugio ma mi aiuta anche a comunicare e condividere esperienze con gli altri partecipanti. Amo ascoltare i colleghi che leggono i loro testi, così come amo leggere i miei testi per loro.

E poi, sono relazioni così diverse rispetto a quanto avviene di solito in ospedale: nessuna tensione, nessuna pressione, nessuna gerarchia».

Per quanto riguarda quest'ultimo aspetto, i partecipanti hanno sottolineato e apprezzato in modo particolare la composizione interprofessionale e l'orizzontalità dei gruppi: «Non c'è gerarchia, tutti sono sullo stesso piano». E ancora: «Mi piace che ognuno venga da un contesto professionale diverso. Ci aiuta ad aprirci verso altre pratiche, idee e visioni nell'ambito dello stesso ospedale».

In alcuni casi, la possibilità di esprimersi lasciando da parte la gerarchia ha rappresentato una sorta di allenamento per i partecipanti, che sono stati poi in grado di parlare in altri contesti di gruppo riducendo e contenendo la «paura» legata allo sguardo altrui: «Mi esprimo più facilmente davanti agli altri. La medicina narrativa mi ha aiutato a temere meno le mie idee. Mi sento più a mio agio, anche se arrossisco sempre». E ancora: «L'ascolto e la condivisione delle narrazioni mi hanno dato molto, aiutandomi a superare la paura e a prendere la parola durante le riunioni più frequentate in reparto».

Dal punto di vista delle competenze, al di là degli aspetti specifici legati alla lettura accurata e alla cartella parallela, i benefici sul lavoro possono misurarsi anche in termini di compiti da svolgere, come si evince dal feedback di un'infermiera, che parla dei passaggi di consegne: «Prima, mi accontentavo di appuntare quello che succedeva, giusto qualche parola. Adesso, racconto un po' di più. Ed è molto più comprensibile anche per i colleghi che arrivano dopo. Prima, mi sembravano cose evidenti. Ma neanch'io riuscivo a capire, se mi capitava di rileggermi un paio di mesi dopo, a quale situazione facessi riferimento. Ora contestualizzo un po' meglio, riesco a formulare le frasi più facilmente. Ho ricominciato a scrivere cose semplici. Magari si tratta solo di soggetto, verbo e complemento, ma è molto più chiaro. Prima c'erano cose in cui non mi ritrovavo, il discorso aveva poco senso. Ora noto qualche differenza. Non sono una scrittrice, ma almeno, di base, sono più soddisfatta di me».

Un'altra partecipante scrive: «Ho imparato molto, non sono una specialista di letteratura, anche se leggo parecchio. Spero di aver migliorato il mio stile di scrittura. Soprattutto, quotidianamente, sono più attenta alle parole utilizzate in una lettera, un'e-mail, durante una discussione, una visita, ma anche alle espressioni e alle forme che impiego nei miei scritti professionali».

I contesti menzionati in quest'ultimo scritto mostrano bene quanto l'«attenzione», che rimanda al primo movimento della triade pratica, finisca per influire su una situazione o una relazione. La stessa partecipante continua: «La medicina narrativa mi ha permesso di riflettere sulla mia postura professionale, sulle relazioni che intrattengo ogni giorno con i pazienti e le loro famiglie, ma anche con i miei colleghi. I racconti di vita permettono di capire quello che i pazienti e le loro famiglie provano nel momento in cui noi ci occupiamo di loro, ma anche ciò che noi sentiamo, in quale modo la loro storia entra in risonanza con la nostra, oppure perché non riusciamo ad avere empatia verso alcune persone.

La scrittura nei laboratori, o al di fuori, è diventata una sorta di sfogo, che mi permette di esprimere quello che difficilmente riesco a dire a voce.

Insomma, la medicina narrativa [...] giorno dopo giorno, mi aiuta a essere più in sintonia con i pazienti e le loro famiglie».

Dalla relazione al legame il passo è breve. E la questione del legame, nel suo aspetto ecologico – direbbe ancora Miermont (1993) –, può generare uno tra gli effetti più potenti di una formazione alla medicina narrativa su scala ospedaliera, come suggerito dal feedback seguente, che va a concludere questa parte: «Una grande e bella esperienza d'incontro Umano tra personalità differenti, mestieri diversi, con una storia comune di Universalità. Grazie per averci permesso d'incontrarci, come esseri umani, ognuno con la propria sensibilità, creando un legame».

## LIMITI E PROSPETTIVE

A oggi appare necessario diffondere ulteriormente l'esperienza della medicina narrativa presso lo CHIC con la creazione di nuovi gruppi, affinché la formazione coinvolga un numero maggiore di operatori. Ciò permetterà da un lato di applicare, correggere e perfezionare il modello, e dall'altro di avere più dati a disposizione per la ricerca qualitativa. A quel punto si potranno prevedere anche ricerche quantitative e miste per valutare l'impatto sull'ospedale (qualità di vita, soddisfazione dei pazienti, benessere istituzionale), oltre che sui partecipanti.

Dal punto di vista interistituzionale, l'applicazione del modello elaborato allo CHIC darà la possibilità non solo di diffondere e condividere le pratiche formative, ma anche di paragonare i dati e i risultati nei differenti contesti.

## PER CONCLUDERE

L'esperienza condotta presso lo CHIC fa emergere alcune novità che possono essere riutilizzate in altri luoghi di cura, soprattutto per quanto riguarda il tempo dedicato alla medicina narrativa durante l'orario di lavoro (e non solo nell'ambito specifico della formazione), la creazione di una figura professionale come quella del consulente letterario-ospedaliero, i principi che stanno alla base della costituzione dei gruppi, e l'uso di un modello in tre fasi, con i rispettivi laboratori di base, di creatività e di facilitazione, a cui si aggiungono quelli di ricerca per la valutazione degli effetti.

Alla luce di questa prima «stagione» allo CHIC, possiamo dirci convinti che i gruppi interprofessionali e transdisciplinari di medicina narrativa in un ambito ospedaliero contribuiscono sia a rafforzare la cultura e la pratica del racconto, sia, attraverso questa stessa cultura, a incoraggiare un'ecologia dei legami, che può perfino condurre, al di là del discorso sulla performance, a cambiamenti d'ordine etico, e dunque politico, nei sistemi che tentano di curare, curarsi e curarci.

## BIGLIOGRAFIA

Adamson, K., Sengsavang, S., Charise, A., Wall, S., Kinross L., & Balkaran, M. (2018). Narrative Training as a Method to Promote Nursing Empathy within a Pediatric Rehabilitation Setting. Journal of Pediatric Nursing, 42, e2-e9.

Barone, S. M., & Lazzaro-Salazar, M. (2015). «Forty Bucks Is Forty Bucks»: An Analysis of a Medical Doctor's Professional Identity. Language et Communication, 43, 27-34.

Bastien, S. (2008). Observation participante ou participation observante? Usages et justifications de la notion de participation observante en sciences sociales. Recherches Qualitatives, 27, 127-140.

Bert, G. (2007). Medicina narrativa: Storie e parole nella relazione di cura. Roma, Il Pensiero Scientifico Editore.

Birigwa, S. N., Khedagi, A. M., & Katz, C. J. (2017). Stop, Look, Listen, Then Breathe: The Impact of a Narrative Medicine Curriculum on Pediatric Residents (Descriptive Abstract). Academic Pediatrics, 17, e40-e41.

Bobb, S. J. (2016). Finding Meaning and Sensemaking in Hospital Nursing Team: The Promise of Narrative Medicine. Tesi di dottorato, Marquette University.

Bruner, J. (2003). Making Stories: Law, Literature, Life. Harvard, Harvard University Press.

Charon, R. (1992). To Build a Case: Medical Histories as Traditions in Conflict. Literature and Medicine, 11, 115-132.

Charon, R. (2006). Narrative Medicine: Honoring the Stories of Illness. Oxford, Oxford University Press.

Charon, R., DasGupta, S., Hermann, N., Irvine, C., Marcus, E. R., Colón, E. R., Spencer, D., & Spiegel, M. (2017). The Principles and Practice of Narrative Medicine. Oxford, Oxford University Press.

Chen, P.-J., Huang, C.-D., & Yeh, S.-J. (2017). Impact of a Narrative Medicine Programme on Healthcare Providers' Empathy Scores Over Time. BMC Medical Education, 17, 1-8.

Frank, A. (2004). The Renewal of Generosity: Illness, Medicine, and How to Live. Chicago, The Chicago University Press.

Frank, A. (2005). What Is Dialogical Research, and Why Should We Do It? Qualitative Health Research, 15, 964-974.

Frank, A. (2010). Letting Stories Breathe: A SocioNarratology. Chicago, The Chicago University Press.

Glaser, B. G., & Strauss, A. L. (1967). The Discovery of Grounded Theory: Strategies for Qualitative Research. Chicago, Aldine Publishing Company.

Gordon, E. (2017). Echoes of Burnout in Internal Medicine Resident Narrative Essays. Journal of General Internal Medicine, 32, S171-S172.

Goupy F., & Le Jeunne, C. (2017). La Médecine narrative: Une révolution pédagogique? Paris, Éditions Med-Line.

Gowda, D., Curran, T., Khedagi, A., Mangold, M., Jiwani, F., Desai, U., Charon, R., & Balmer, D. (2019). Implementing an Interprofessional Narrative Medicine Program in Academic Clinics: Feasibility and Program Evaluation. Perspectives on Medical Education, 8, 52-59.

Greenhalgh, T., & Hurwitz, B. (1998). Narrative Based Medicine: Dialogue and Discourse in Clinical Practice. London, BMJ Books.

Haidet, P., Kroll, T. L., & Sharf, B. F. (2006). The Complexity of Patient Participation: Lessons Learned from Patients' Illness Narratives. Patient Education and Counselling, 62, 323-329.

Harrison, M. B., & Chiota-McCollum, N. (2019). Education Research: An Arts-Based Curriculum for Neurology Residents. Neurology, 92, e879-e883.

Hinyard, L. J., Wallace, C. L., Ohs, J. E., & Trees, A. (2018). Narrative Medicine and Reflective Practice Among Providers: Connecting Personal Experiences with Professional Action For ACP. Journal of Clinical Oncology, 36 (34), 9.

Jacobs, Z. G., & Sgro, G. (2017). Pittsburgh Narratives: A Multidisciplinary Workshop in Narrative Medicine. Journal of General Internal Medicine, 32, S697-S698.

Kirkland, K. B., & Craig, S. R. (2018). Exploring the Surgical Gaze Through Literature and Art. Journal of the American Medical Association, 319, 1532-1534.

Launer, J. (2002). Narrative Based Primary Care: A Practical Guide. Abingdon, Radcliffe Medical Press.

Miermont, J. (1993). Écologie des liens: Essai. Paris, ESF.

Moss, H. A., Winkel, A. F., Jewell, A., Musa, F., Mitchell, L., Speed, E., & Blank, S. V. (2014). Narrative Medicine: Using Reflective Writing Workshops to Help House Staff Address the Complex and Challenging Nature of Caring for Gynecologic Oncology Patients. Gynecologic Oncology, 133, p. 73.

Polvani, S., Mammucari, M., Zuppiroli, A., Bandini, F., Milli, M., Fioretto, L., Sarmiento, I., Biondi, F., Trentanove, F., Santucci, L., Mechi, T., Sarti, A., Rosselli, M., Matera, M., & Giarelli, G. (2014). Narrative Medicine, a Model of Clinical Governance: The Experience of the Local Health Authority of Florence in Italy. Clinical Practice, 11, 493-499.

Remein, C. D., Childs, E., Pasco, J. C., Trinquart, L., Flynn, D. B., Wingerter, S. L., Bhasin, R. M., Demers, L. B., & Benjamin, E. J. (2019). Content and Outcomes of Narrative Medicine Programmes: A Systematic Review of The Literature Through 2019. BMJ Open, 10, 1-15.

Shaw, A. C., McQuade, J. L., Reilley, M. J., Nixon, B., Baile, W. F., & Epner, D. E. (2019). Integrating Storytelling into a Communication Skills Teaching Program for Medical Oncology Fellows. Journal of Cancer Education, 34, 1198-1203.

Small, L. C., Feldman, L. S., & Oldfield, B. J. (2017). Using Narrative Medicine to Build Community Across the Health Professions and Foster Self-Care. Journal of Radiology Nursing, 36, 224-227.

Tran, A. N., Haidet, P., Street, Jr. R. L., O'Malley, K. J., Martin, F., & Ashton, C. M. (2004). Empowering Communication: A Community-Based Intervention for Patients. Patient Education and Counselling, 52, 113-121.

Winkel, A. F., Hermann, N., Graham, M. J., & Ratan, R. B. (2010). No Time to Think: Making Room for Reflection in Obstetrics and Gynecology Residency. Journal of Graduate Medical Education, 2, 610-615.

Winkel, A. F. (2016a). Narrative Medicine: A Writing Workshop Curriculum for Residents. MedEdPORTAL, 12, 10493.

Winkel, A. F., Feldman, N., Moss, H., Jakalow, H., Simon, J., & Blank, S. (2016b). Narrative Medicine Workshops for Obstetrics and Gynecology Residents and Association with Burnout Measures. Obstetrics & Gynecology, 128, 27S-33S.

Zannini, L. (2008). Medical Humanities e medicina narrativa. Milano, Raffaello Cortina Editore.

Zannini, L. (2017). La Narrative Inquiry. In Mortari, L., & Zannini, L., La ricerca qualitativa in ambito sanitario. Milano, Raffaello Cortina Editore, 155-187.

## STORIE SLOW

*Marco Bobbio, Michela Chiarlo, Paola Arcadi*
*Slow medicine*

## ABSTRACT

Da dicembre 2020 l'associazione Slow Medicine raccoglie racconti di medici, infermieri, professionisti sanitari, pazienti e parenti che hanno sperimentato l'efficacia di un approccio sobrio, rispettoso e giusto nelle cure. È stata scelta la formula delle storie perché la narrazione, la lettura di storie, ma anche e soprattutto la scrittura, aiuta i professionisti della cura a comprendere più approfonditamente il punto di vista del paziente, a provare a mettersi nei suoi panni e quindi a sviluppare empatia. Leggendo e scrivendo storie si può imparare a tollerare l'ambiguità della pratica clinica (la parte soft della medicina, che sfugge a regole ferree e visioni assolute); al contempo, s'impara a conoscere se stessi e a sviluppare l'ascolto che sta alla base della relazione di cura.

## TESTO

«E ora siamo contente che un momento importante, lo abbiamo potuto vivere così, a casa, insieme. Perché abbiamo potuto tenergli la mano e incrociare gli sguardi, quando le parole se ne sono andate. Forse non ci sentiva più, ma forse sì. Perché abbiamo potuto vedere i suoi occhi che brillavano quando i suoi nipoti sono andati a salutarlo. E perché nella sofferenza ci sono stati anche momenti di grande intensità e soddisfazione, nei quali finalmente un figlio può restituire al genitore un po' di quelle cure che ha ricevuto da lui da bambino». Così racconta una signora che durante la seconda ondata di COVID-19 ha deciso con la madre e la sorella di non ricoverare il padre in ospedale, ma di seguirlo nelle ultime sue settimane di vita a casa. «Inizia la pandemia e Ivana preferisce non fare colloqui online, ma rivederci in presenza quando non ci sarà più pericolo di contrarre il virus. Tre mesi dopo appare una persona nuova, radiosa. L'ascolto del corpo aveva permesso di migliorare lo stato psico-fisico, modificare alcune piccole ma essenziali abitudini rispetto allo stile di vita. Poi il lockdown, obbligandola alla cassa integrazione, ha fatto il resto permettendo una condizione totalmente volta al prendersi cura di sé». Ivana è una donna di 42 anni, «il viso segnato dalla stanchezza, lavora come barista con turni e orari estenuanti e lamenta una forte ansia che le provoca attacchi di panico e dolori gastro-intestinali iniziati sette anni fa, a seguito dell'operazione per un fibroma» che durante la fase di isolamento è riuscita a occuparsi di sé e a mettere ordine nella vita sbandata che da alcuni lustri conduceva. Queste sono due delle oltre 60 storie che dalla fine del 2020 ogni settimana vengono pubblicate nel sito di Slow Medicine (https://www.slowmedicine.it/storie-slow/); uno spazio dove vengono raccolti casi clinici che costituiscono una raccolta di incontri tra un professionista della salute e un paziente, da cui è scaturita una soluzione sobria, rispettosa e giusta in grado di risolvere un problema clinico. Quali scelte fa un professionista slow diverse da quelle che farebbe uno fast? Come si applica una medicina slow nella vita di tutti i giorni in ambulatorio, in corsia, in pronto soccorso, al domicilio, quando prevalgono i problemi pratici sulle questioni ideologiche? L'associazione Slow Medicine raccoglie narrazioni di medici, infermieri, professionisti sociosanitari, pazienti e parenti che hanno sperimentato l'efficacia di un approccio sobrio, rispettoso e giusto nelle cure prestate o ricevute e dà voce a professionisti e pazienti. È stata scelta la formula delle storie perché la narrazione, la lettura, ma anche e soprattutto la scrittura, aiutano i professionisti della cura a comprendere più approfonditamente il punto di vista del paziente, a provare a mettersi nei suoi panni e quindi a sviluppare empatia. Leggendo e scrivendo storie dalle quali si può imparare a tollerare l'ambiguità della pratica clinica (la parte soft della medicina, che sfugge a regole ferree e visioni assolute). Al contempo, si impara a conoscere se stessi e a sviluppare l'ascolto che sta alla base della relazione di cura (Charon, 2019; Frank, 2022). Una medicina rispettosa contempla i valori dei pazienti nel proprio agire e si pone in ascolto, allo stesso tempo, dei valori e delle aspettative dei curanti. Dalla nascita del progetto ad oggi, sono state pubblicate 60 storie, provenienti da differenti protagonisti: 38 storie scritte da medici, 10 da infermieri, 3 da fisioterapisti, 2 da pazienti, 1 da un famigliare e 4 da psicologi o psicoterapeuti. A posteriori abbiamo raggruppato le storie per tematiche, con lo scopo di evidenziare i contenuti ricorrenti e comprendere quali aspetti della cura sono stati maggiormente messi in evidenza dai nostri simpatizzanti. I temi rappresentati sono vari. Il tempo di relazione è tempo di cura: tempo inteso come ascolto, fiducia, momento di espressione dei gesti di cura, relazione come strumento che ha esiti sulla salute delle persone (11 storie); i luoghi di una cura "slow": le cure domiciliari come espressione di rispetto della volontà della persona, come garanzia di qualità di vita (7 storie); fare di più non significa fare meglio: de-prescrizione rinuncia a trattamenti invasivi, rispetto della volontà della persona di non subire interventi non proporzionati con la propria concezione di salute (18 storie); cure "slow" nel fine vita: rispetto della volontà della persona, gesti di cura nel fine vita, accanimento terapeutico, comunicazione veritiera, mantenimento della qualità della vita (11 storie); standardizzazione versus personalizzazione delle cure: promuovere decisionalità e autocura, promuovere scelte consapevoli, umanizzazione dei luoghi di cura (10 storie). Dalla analisi dei temi sono scaturite due pubblicazioni: "Il tempo di relazione è tempo di cura", pubblicata su "L'infermiere", rivista della FNOPI (Arcadi, 2021) e "Quando la medicina è rispettosa", pubblicato su "Recenti Progressi in Medicina" (Chiarlo, 2022).

## QUESTO PAZIENTE

I casi clinici, le singole storie non fanno casistica, non dimostrano l'efficacia di un trattamento o di una scelta terapeutica. Sono i RCT e le metanalisi che fanno la storia della medicina e devono guidare le nostre scelte. I casi personali però ci raccontano molto, ci raccontano di persone e non di come si sono comportanti in media centinaia o migliaia di pazienti simili a quello che devo curare. Quando prescriviamo un trattamento a un paziente non sappiamo a priori se 'questo paziente' sarà di quelli che beneficerà o di quelli che dovrà sopportare gli effetti indesiderati. A "questo paziente" l'aspirina eviterà l'ictus o faciliterà l'insorgenza di un'emorragia cerebrale? Non lo possiamo sapere prima e quindi proponiamo il trattamento mediamente migliore. Ma "questo paziente" non è mai un paziente medio. È questo paziente, appunto. La filosofia del movimento Slow Medicine considera indispensabile basare la pratica medica sulle prove scientifiche, ma richiama l'attenzione dei professionisti sanitari a una lettura critica della letteratura e delle linee guida per proporre al singolo paziente un trattamento sobrio (tutto ciò che è necessario, evitando sprechi ed eccessi), rispettoso (che tenga conto dei valori e delle aspettative del paziente, per non imporre il trattamento mediamente migliore, ma quello più appropriato per quel paziente) e giusto (un eccesso di cure per alcuni non deve avvenire a scapito di una carenza per altri). Se riprendiamo la definizione di Evidence-based medicine (EBM) data da Sackett nel libro-manifesto (Sackett, 1998) «EBM is the integration of best research evidence with clinical expertise and patient's values», ci rendiamo conto che Slow medicine si inserisce a pieno titolo nella definizione data dai fondatori dell'EBM. Negli anni il concetto di EBM si è impropriamente focalizzato solo sul primo dei tre pilastri, riducendo il concetto alla sola necessità di valutare le prove di efficacia, al di fuori del contesto clinico e delle preferenze di pazienti. La diffusione di Linee-guida ha ulteriormente accentuato questo fenomeno facendo credere che solo i dati scientifici (quali? Quanto affidabili? come interpretati? come trasferirli?) devono guidare le scelte cliniche. L'eccessiva deriva sui tecnicismi e l'ossessione da aggiornamento ha di fatto snaturato il significato primigenio dell'EBM e trascurato la natura umana e personale del rapporto tra un medico e un paziente. Slow Medicine ha invece saputo riprendere e sviluppare quei concetti, dando sostanza ai principi fondativi dell'EBM. Rimettere al centro del nostro lavoro 'questo paziente' e la sua malattia ci premetterà di praticare una medicina che davvero cura e non solo interviene.

## STORIE SLOW

Il progetto prosegue con lo scopo di dimostrare che in determinate circostanze problemi clinici possono essere affrontati e risolti positivamente con un strategia slow che evita trattamenti, procedure diagnostiche, tecnologia. Chiunque abbia esperienze che possono arricchire questa biblioteca di una medicina non aggressiva può inviare le proprie narrazioni, seguendo le indicazioni editoriali (https://www.slowmedicine.it/storie-slow/).

## BIBLIOGRAFIA

Arcadi P, Chiarlo M, Bobbio M. (2021). Il tempo di relazione e tempo di cura: lo sguardo di Slow Medicine. L'infermiere, 2021;58:6, 1 – 5.

Charon R. (2019). Medicina narrativa. Onorare le storie dei pazienti. Raffaello Cortina Editore.

Chiarlo M, Arcadi P, Bobbio M (2022). Quando la medicina è rispettosa. Recenti Prog Med 113: 129-131.

Frank AW. (2022). Il narratore ferito. Corpo, malattia, etica. Einaudi

Sackett DL, Richardson WS, Rosenberg W, Hynes RB (1998). Evidence-based medicine. How to practice and teach EBM. Churchill Livingstone.

# LA MEDICINA NARRATIVA NEL PIANO NAZIONALE DELLA CRONICITÀ E LA RICERCA SU FRAGILITÀ E COVID, QUALE ESEMPIO DI UN APPROCCIO MIXED METHOD

*Paola Pisanti*

## ABSTRACT

Il piano della cronicità, approvato in conferenza stato regioni nel settembre del 2016, pubblicato nel 2017, promuove la medicina narrativa come una metodologia d'intervento clinico assistenziale basata su una specifica competenza comunicativa e la narrazione come strumento fondamentale per acquisire, comprendere e integrare i diversi punti di vista di quanti intervengono nella malattia e nel processo di cura. Nello scrivere il piano della cronicità si è tenuto conto di quanto contenuto nelle linee di indirizzo per l'utilizzo della medicina narrativa contenute nel documento di consenso del

2014-2015 e quindi nel pensare ai percorsi diagnostici terapeutici assistenziali, anche il concetto di evidence è stato considerato in un'accezione più ampia, come un approccio basato sulla valorizzazione delle migliori evidenze scientifiche ma anche sulla piena valorizzazione del sapere derivante dal "vissuto" dei pazienti e dei caregiver che attraverso le loro storie, diventano protagoniste del processo di cura e quindi si è enfatizzato il concetto che la medicina narrativa non è in contrapposizione ma si integra con l'Evidence-Based Medicine (EBM) e, tenendo conto della pluralità delle prospettive, rende le decisioni clinico-assistenziali più complete, personalizzate, efficaci e appropriate. E proprio su questa ultima considerazione del piano sì è inserita un'indagine del 2021, da me coordinata insieme al dott. Fosco Foglietta, su base interregionale dal titolo "La gestione delle fragilità cliniche e sociali nel nostro sistema sanitario e sociosanitario, prima, durante e dopo il Covid-19: quali proposte per il futuro?" pubblicata recentemente. La metodologia utilizzata è stata basata sulla valutazione scientifica realista con studio di caso multiplo e un approccio "mixed method", partendo da dati quantitativi e da narrazioni.

## TESTO

Quando nel 2015, come Commissione nazionale per la redazione del piano nazionale della cronicità (Ministero della Salute - Direzione generale della programmazione sanitaria. Piano nazionale della cronicità. 2016) presso il Ministero della salute, si è deciso di inserire, fra le indicazioni date alle regioni, la promozione della medicina narrativa, ci si è basati più su pubblicazioni di descrizioni di esperienze di applicazioni della medicina narrativa, che su ricerche sperimentali di valutazione di efficacia e si è considerato quello che fino ad allora si conosceva e cioè quale fosse la definizione di medicina narrativa, quali le metodologie e gli strumenti, quale potesse essere l'utilità e in quali ambiti e contesti. Il Piano della cronicità, approvato in Conferenza Stato Regioni nel settembre del 2016, pubblicato nel 2017, da strategie, azioni, indicatori alle regioni perché si lavori in particolare sulla persona con malattia e non sulla malattia nella persona, considerando che la persona è fatta da una serie di contesti che creano poi la sua identità. Infatti tra le parole chiave del piano, capaci di indirizzare verso nuovi approcci e nuovi scenari, ci sono parole come: malattia vissuta con al centro il paziente inteso come persona (illness), e non solo malattia incentrata sul caso clinico (disease); analisi integrata dei bisogni globali del paziente, e non solo "razionalità tecnica" e problemi squisitamente clinici; risorse del paziente, e non solo risorse tecnico-professionali gestite dagli operatori; superamento dell'assistenza basata unicamente sulla erogazione di prestazioni, occasionale e frammentaria, e costruzione condivisa di percorsi integrati, personalizzati e dinamici; piano attuativo individualizzato fino al "patto di cura" con il paziente e i suoi caregivers e non solo compliance alle prescrizioni terapeutiche. La "personalizzazione" dei piani attuativi individualizzati, nell'ambito delle patologie croniche si rende necessaria per due motivi fondamentali, uno di natura squisitamente clinica, ed uno legato ai bisogni non-clinici (cioè connessi al più ampio tema della convivenza con la cronicità ed alla qualità di vita). E quindi la necessità di considerare il vissuto e quindi i determinanti socio-ambientali. Nello scrivere il piano della cronicità si è tenuto conto di quanto illustrato nelle linee di indirizzo per l'utilizzo della medicina narrativa, contenute nel documento di consenso del 2014-2015 (linee di indirizzo per l'utilizzo della medicina narrativa in ambito clinico-assistenziale, per le malattie rare e cronico-degenerative. I quaderni di medicina. Il Sole 24 Ore Sanità (Allegato al N.7, 24 feb.-2 ma) che individuava la medicina narrativa come una metodologia d'intervento clinico assistenziale basata su una specifica competenza comunicativa e la narrazione come strumento fondamentale per acquisire, comprendere e integrare i diversi punti di vista di quanti intervengono nella malattia e nel processo di cura. Inoltre le linee di indirizzo tenendo conto del fatto che la metodologia di ricerca utilizzata per valutare l'efficacia dei trattamenti farmacologici e chirurgici non si adattava a valutare la rilevanza di interventi di medicina narrativa, davano come raccomandazione quella di promuovere l'attività di ricerca orientata prevalentemente alla sanità pubblica che favorisse l'integrazione tra EBM e NBM usando metodologie miste quali-quantitative più adatte a studiare l'impatto della medicina narrativa. E quindi, tra le strategie inserite nel piano da dare alle regioni, c'è quella di favorire la relazione tra medico, paziente e caregiver con adozione di modelli corretti di comunicazione e informazione esaustiva, con particolare riferimento ai percorsi e alla promozione della medicina narrativa, allargando questa strategia anche ai caregiver e ai professionisti. Quindi nel pensare ai percorsi diagnostici terapeutici assistenziali, anche il concetto di evidence è stato considerato in un'accezione più ampia, come un approccio basato sulla valorizzazione delle migliori evidenze scientifiche ma anche sulla piena valorizzazione del sapere derivante dal "vissuto" dei pazienti e dei caregiver che attraverso le loro storie, diventano protagoniste del processo di cura, in cui tale sapere deve essere considerato il bagaglio di conoscenza primario per programmare e per gestire l'assistenza e deve, quindi, essere rilevato anche attraverso l'uso sistematico di strumenti di partecipazione attiva del paziente e dei caregiver e l'uso delle "storie di malattia" (illness histories). È stato enfatizzato il concetto che la medicina narrativa non è in contrapposizione ma si integra con l'Evidence-Based Medicine (EBM) e, tenendo conto della pluralità delle prospettive, rende le decisioni clinico-assistenziali più complete, personalizzate, efficaci e appropriate. Inoltre si è tenuto conto dell'importanza di promuovere la formazione e l'aggiornamento degli operatori sanitari e socio-sanitari nei percorsi formativi accademici su queste tematiche e soprattutto della necessità di promuovere attività di ricerca in medicina narrativa, usando metodologie miste quali-quantitative. E proprio su questa ultima considerazione del piano sì è inserita un'indagine del 2021, da me coordinata insieme al dott. Fosco Foglietta, su base interregionale dal titolo "La gestione delle fragilità cliniche e sociali nel nostro sistema sanitario e sociosanitario, prima, durante e dopo il Covid-19: quali proposte per il futuro?" pubblicata recentemente. L'obiettivo di questo progetto è stato quello di "focalizzare l'attenzione sulla tematica della gestione del paziente fragile, individuando le criticità determinate da implicazioni cliniche, terapeutiche, sociosanitarie, sociali e organizzative, considerando il periodo prima, durante e dopo l'emergenza sanitaria covid, in quattro aree (rsa - strutture sociosanitari; assistenza domiciliare; assistenza ospedaliera - integrazione ospedale territorio; integrazione sociosanitaria-continuità assistenziale; ) per individuare quali proposte potessero aiutare a superare queste fragilità cliniche e sociali sia nel presente che nel futuro e quali sono stati i modelli organizzativi più efficienti e validi da poter proporre nelle dinamiche e politiche sanitarie. Considerando questo obiettivo nonché l'orientamento del progetto verso una prospettiva "value based health care" è risultato necessario individuare e modellizzare i processi concreti di funzionamento di queste esperienze di gestione delle fragilità cliniche e sociali generando ipotesi su contenuti generalizzabili, esplorando e classificando come i fattori individuali, strutturali, istituzionali, e contestuali nelle quattro aree, nelle diverse dimensioni (cliniche, terapeutiche e organizzative) e nei diversi setting, interagiscono e contribuiscono ai risultati osservati nei diversi casi-studio. In altri termini, si è cercato di rispondere alla domanda: i singoli assetti organizzativi e operativi, che gli ordinamenti dei vari servizi sanitari del nostro paese avevano delineato in rapporto a ciascuna area, quali criticità hanno dimostrato di subire durante lo "tsunami" epidemico che si è andato manifestando dal febbraio 2020? E quindi quali sono gli insegnamenti che da tale esperienza possono essere tratti per individuare positive linee di cambiamento? Si è venuto a delineare un percorso di indagine che procede lungo tre fasi. Ciascuna di queste osserva, distintamente, ciò che esisteva" prima"; quanto è accaduto "durante" e ciò che può avvenire "dopo" lo sconvolgimento pandemico. Le regioni selezionate sono state nove: Lombardia, Piemonte, Veneto, Emilia-Romagna, Toscana, Umbria, Lazio, Campania, Calabria, determinandosi, in tal modo, un'equilibrata rappresentanza di realtà del nord, del centro e del sud del paese. Queste regioni si sono variamente distribuite in ognuna delle aree assistenziali e, con riferimento a ciascuna di esse, è andata realizzandosi l'analisi di quanto è accaduto seguendo l'asse temporale del "prima" e del "durante" la pandemia. Fra le tante definizioni possibili che caratterizzassero la fragilità è stata scelta una che la considera come un particolare stato di vulnerabilità che muta e progredisce, nel tempo, in forme continue e diverse, sulla base dell'esposizione degli individui a differenti fattori di rischio (innanzitutto, l'età; la compresenza di patologie o di alterazioni dell'equilibrio psico-fisico; l'esistenza di stati di marginalità sociale, povertà, solitudine) tal per cui, eventi tollerabili senza alcun problema da parte di persone espressive di una condivisione di "normalità" risultano, invece, insopportabili, fonte di stress violento, per coloro che vivono in uno stato di fragilità. Da tutto ciò si ricavano, quindi, orientamenti proiettati verso le strategie di un cambiamento necessario e possibile. Si è ritenuto inoltre, come le criticità rilevate durante il periodo covid confermassero alcune linee di tendenza che già da tempo erano oggetto di riflessione e di proposte in ambiti istituzionali, scientifici e tecnico-professionali. Sulla base delle considerazioni fin qui esposte, si è, dunque, deciso di promuovere nell'ambito di ciascuna area un approccio che ha cercato di indagare le traccianti della evoluzione dei rispettivi micro-sistemi di riferimento alla luce del loro impatto con l'emergenza.

Infine, nella concreta definizione del "campo di indagine" (le regioni che, in ogni area, vengono sottoposte ad analisi critica) si è poi, individuato uno (o più) "ricercatori" la cui esperienza, vissuta durante la pandemia, si sia espressa nell'una o nell'altra delle "aree" prescelte". Nel comporre i "team"di lavoro di ciascuna di esse, si è, inoltre, cercato di rispettare un mix di competenze professionali e di ruoli diversi ( operatori, pazienti, familiari e volontari ). Questo gruppo di ricerca ha assicurato la presenza di un "mix" di competenze professionali e di esperienze vissute all'interno dei servizi considerati. La componente "strutturale" della indagine configura, però, solo il presupposto indispensabile per procedere allo sviluppo dei lavori. Poiché le criticità manifestatesi nel corso dell'emergenza covid si innestano sulle specificità dei diversi ordinamenti regionali, è parso indispensabile descriverli sommariamente mediante un duplice approccio: il primo si affida alla evidenza numerica dei dati quantitativi regionali e alla successiva comparazione fra le 9 regioni, evidenziandone alcune, evidenti, difformità quali-quantitative; il secondo deriva, invece, sia dalla consultazione delle normative di maggiore rilievo che caratterizzano i singoli servizi sanitari regionali, sia dalla compilazione di una apposita scheda, finalizzata a cogliere con sintetica precisione gli aspetti organizzativi, gestionali e operativi tipici e propri di ognuna delle tipologie di servizio prescelte.

Il "core" dell'indagine, il suo fulcro centrale, rappresentato dagli eventi vissuti a seguito dell'impatto con la pandemia, è stato invece sviluppato ricorrendo alla metodica della storytelling". Tutto ciò ci ha permesso di esplorare e classificare come i fattori (individuali, strutturali, istituzionali), contestuali nelle quattro aree (ospedale, domicilio, residenze sanitarie, integrazione sociosanitaria) e nelle diverse dimensioni (cliniche, terapeutiche e organizzative) e nei diversi setting, interagiscono e contribuiscono ai risultati osservati nei diversi casi-studio. La metodologia utilizzata è stata basata sulla valutazione scientifica realista con studio di caso multiplo e un approccio mixed method, partendo da dati quantitativi e da narrazioni(Mortari, 2017).

La "valutazione scientifica realista". ha affrontato la domanda: cosa funziona o non funziona, per chi, in quali circostanze e riformulata nei termini seguenti: " cosa non ha funzionato nella assistenza ai pazienti fragili, durante la pandemia, sulla base delle criticità rilevate ?". Tenuto conto di tale premessa, si è dunque ritenuto come il "metodo dello studio di caso multiplo" fosse quello più idoneo per raggiungere gli obiettivi insiti nella "tesi" da cui ha preso avvio l'indagine. L'approccio valutativo in sintonia con l'impianto metodologico ha permesso così di capire come un intervento possa generare risultati diversi in circostanze diverse, esaminando, proprio in un'ottica di valutativa realistica come i diversi meccanismi dell'intervento, vale a dire i cambiamenti sottostanti nel ragionamento e nel comportamento dei partecipanti così come nei processi organizzativi, vengano attivati in particolari contesti o condizioni Così i meccanismi sono stati raccolti in quelle "impressioni, osservazioni, giudizi, indicazioni, analisi prospettiche, a cui è affidato il compito di confermare la "tesi" di cui si parlava e che non è altro che la "initial rough theory", usando la terminologia della "valutazione scientifica realistica", da cui ha preso avvio l'indagine stessa, ma anche quei "vettori" di cambiamento che hanno rappresentano proprio i processi concreti di funzionamento, di "presa in carico" e di integrazione fra servizi e che hanno rappresentano il principale e più qualificato "motore" delle prestazioni per le persone fragili. La tesi iniziale è stata poi sviluppata e sintetizzata, anche grazie alle "formulazioni di sintesi", che hanno permesso di selezionare le emozioni, le criticità e le soluzioni, per arrivare a una "refined theory", elaborata a conclusione del percorso di approfondimento, come risultato del confronto tra i meccanismi ipotizzati nella fase iniziale e riscontrati e classificati durante e dopo l'indagine. Anche quei "vettori" di cambiamento che hanno rappresentano proprio i processi concreti di funzionamento, di "presa in carico" e di integrazione fra servizi e che hanno rappresentano il principale e più qualificato "motore" delle prestazioni per le persone fragili.

## BIGLIOGRAFIA

Linee di indirizzo per l'utilizzo della Medicina Narrativa in ambito clinico-assistenziale, per le malattie rare e cronico-degenerative. I Quaderni di Medicina. Il Sole24Ore Sanità (Allegato al N.7, 24 feb.-2 ma)

Ministero della Salute - Direzione generale della programmazione sanitaria. Piano Nazionale della Cronicità. 2016.

Mortari, L., Zannini, L. (2017). La ricerca qualitativa in ambito sanitario. Carocci.

Pawson, R. (2013). The Science of Evaluation: A Realist Manifesto. SAGE Publications.

Pawson, R. (2014). «The science of evaluation: A realist manifesto». The Canadian Journal of Program.

Pawson, R., Tilley, N. (1997). Realistic Evaluation. SAGE Publications.

PRIMAVERA E ESTATE

# Convegno Perugia. Introduzione e presentazione

*Paolo Trenta*
*Direttivo Nazionale SIMeN*

Il convegno di cui ci apprestiamo a presentare gli atti può essere visto anche come un momento di storia della medicina narrativa in Umbria, del suo nascere, del suo svilupparsi, di come abbia percorso le sue tappe, tra entusiasmi, delusioni, successi, intoppi, difficoltà e crescite.

Tutto è cominciato nel 2009 quando alla formazione della ex ASL3 dell'Umbria (Foligno, Spoleto, Valnerina) alcuni collaboratori che frequentavano dei master, mi hanno portato delle dispense e degli articoli che trattavano di approccio bio-psico-sociale, di cura come pratica comunicativa e di medicina narrativa.

Uno tra questi articoli mi attrasse particolarmente, era del prof. Massimiliano Marinelli, medico con una laurea in filosofia, che all'Università Politecnica delle Marche ad Ancona, in un master di specializzazione per professionisti sanitari, teneva un corso sulla medicina narrativa. Il lavoro di Marinelli mi ha incuriosito e nel suo articolo avevo trovato argomentazioni, riflessioni sulla cura che sentivo mie, tra queste la necessità di un nuovo paradigma, di coniugare scienze bio-fisiche con le scienze umanistiche, di inserire le narrazioni come strumento essenziale nella clinica; un primo approccio che trovai convincente e stimolante. Caso volle poi che, nel corso del forum della Pubblica Amministrazione che si teneva a Roma, lo stand della nostra ASL fosse vicino a quello della ASL Firenze, della esperienza NAME e cercai quindi di approfondire e mi convinsi che avevo trovato un terreno da esplorare e da sperimentare e fondamentale fu la lettura del libro "Narrare la malattia" di Byron Good che mi fece scoprire l'importanza delle narrazioni validato da un approccio scientifico e filosofico.

L'autonomia e la libertà di avviare percorsi innovativi che la Direttrice Generale Gigliola Rosignoli mi riconosceva come direttore della formazione, mi permisero di avviare contatti, cercare esperienze nel nostro paese e in altre aziende sanitarie e di avviare quello che poi sarebbe diventato il Laboratorio di Medicina Narrativa della ASL3.

C'era innanzitutto da fare un lavoro di sensibilizzazione, informazione, di diffusione della conoscenza su cosa fosse la medicina narrativa, a cosa servisse, se fosse soltanto un percorso intellettuale o uno strumento per pratiche cliniche innovative, e fu organizzato un seminario con la partecipazione, tra gli altri, di Corrado Ruozzi, direttore della formazione a Reggio Emilia che aveva avviato una sperimentazione nella sua ASL, e di Francesca Tucci, una laureata al DAMS di Bologna con una tesi sulla medicina narrativa e con dei lavori di formazione già avviati.

Da lì ebbe inizio un lavoro, ancora in essere, grazie al coinvolgimento di medici, fisioterapisti, logopedisti, infermieri e altri professionisti della cura, che possiamo sintetizzare in queste fasi: sensibilizzazione; formazione; progettazione; sperimentazione; implementazione; verifica; diffusione

Un percorso che si è potuto attuare, possiamo dire oggi con buoni risultati, perché si sono realizzate le condizioni che rendono possibili le innovazioni e le progettazioni anche rischiose, ma che possono modificare prassi routinarie e incrostate che vanno avanti perché "così si fa e così si è sempre fatto", queste condizioni sono una direzione generale e sanitaria o un livello istituzionale che legittimi il progetto, professionisti sanitari motivati con una leadership riconosciuta ed una formazione di qualità rivolto ad interi team di servizi e non a singoli operatori particolarmente sensibili. Una formazione di tipo laboratoriale, basata sul metodo esperienziale riflessivo e costruttivista che veda i singoli professionisti protagonisti in prima persona della loro trasformazione.

Nella prima fase fondamentale per la diffusione della conoscenza e applicazione della medicina narrativa in Umbria sono stati i convegni annuali "Dalle storie le cure" svoltisi a Foligno che hanno visto la partecipazione dei principali protagonisti nazionali, cito tra gli altri Antonio Virzì, Maria Giulia Marini, Domenica Taruscio, Alfredo Zuppiroli, Christian Pristipino, Guido Giarelli, Fabrizio Benedetti, Luigina Mortari, Tullio Seppilli, Cristina Cenci , Arianna Cozzolino, Lorenza Garrino, Mauro Zampolini, Pierluigi Brustenghi, Lorenzo Moja, Arianna Cozzolino, Paola Arcadi, Paola Emilia Cicerone, Stefano Ivis, Carlo Peruselli, Simonetta Marucci, Francesca Pierotti ed infine Stefania Polvani intervenuta in tutte le edizioni.

L'incontro con Stefania è stato fondamentale per la mia timeline narrativa e per la diffusione in Umbria e in Italia della medicina narrativa, con Stefania ci siamo incontrati per la prima volta nel 2011 a Milano in un convegno Istud dove ero stato invitato a presentare un lavoro di integrazione tra la medicina narrativa e la ICF (International functional classification) realizzato nel Dipartimento di riabilitazione ASL3 Umbria, dopo il primo laboratorio formativo.

Un incontro che ha visto intrecciarsi le nostre esperienze e dar vita ad un sodalizio ricco di attività, di progetti di iniziative volte alla promozione della medicina narrativa come pratica clinico-assistenziale, come definito dalla Consensus conference dell'Istituto Superiore di Sanità svoltasi nel 2014, che mantiene intatta la sua attualità e validità. La fase della formazione, successiva a quella di sensibilizzazione, ci ha visti impegnati in Umbria in una fitta serie di eventi e di laboratori svoltisi a Villa Umbra, promossi dalla Regione, e nelle aziende sanitarie ospedaliere e territoriali, questo ha permesso l'avvio di una intensa fase di progettazione spesso autonoma, talvolta con un nostro supporto a distanza. Progetti che hanno dato avvio a fasi di sperimentazioni prima ed implementazione in alcuni servizi della nostra regione, alcuni dei quali presentati in questo nostro convegno e di cui faremo cenno in seguito.

Si è così costruita una sorta di rete, seppure informale, con scambi, connessioni, incontri, che si è mantenuta viva anche nella fase della pandemia, quando avevamo temuto che l'emergenza e la situazione di estrema criticità nei servizi avrebbe potuto annullare le esperienze costruite con fatica nel tempo.

Anzi, ne sono nate anche altre, qualcuna legata alla telemedicina, altre a supportare i professionisti chiamati ad affrontare situazioni nuove, faticose, e a cui venivano richieste anche nuove competenze, non disponibili in precedenza.

Nel rappresentare questa sintetica storia della medicina narrativa in Umbria dobbiamo anche sottolineare come alcune condizioni a carattere nazionale abbiano inciso in maniera importante, mi riferisco alla nascita prima ed alla crescita di Omni prima (Osservatorio Medicina Narrativa Italia) e di

SIMeN che con le loro iniziative hanno fatto emergere nuove competenze, nuove figure, nuove professionalità in ambito regionale.

Un ruolo importante hanno avuto i laboratori per Facilitatori di medicina narrativa promossi da SIMeN in collaborazione con Puntoformazione, un provider umbro, a cui hanno partecipato numerosi professionisti umbri e ciò ha rinsaldato quella rete regionale che aveva sicuramente bisogno di nuove energie, di nuove forze e di un rinnovato entusiasmo. E qui giungiamo all'idea di questo convegno, nata in modo assolutamente informale negli incontri online tra i vari professionisti formati perché si è pensato che fossimo giunti ad una fase in cui fosse necessaria una presentazione delle varie realtà messe in campo in questo ultimo decennio.

Una idea condivisa e partecipata che ha visto un intenso lavoro di progettazione prima e di realizzazione poi, ma quali sono stati gli obiettivi di questa iniziativa?

Come detto sopra il principale è quello di far conoscere ad una platea ampia la ricchezza e la molteplicità delle esperienze, soprattutto per sfatare un mito che sta sempre sullo sfondo quando si parla di medicina narrativa, cioè che si tratti di una bella cosa a parole, ma non applicabile visti i vincoli organizzativi, la mancanza di risorse e di personale e soprattutto il nemico numero un: **il tempo**. Obiezioni che conosciamo molto bene, cui siamo chiamati a rispondere in ogni occasione in cui ci presentiamo, ebbene in questo convegno abbiamo voluto ribadire che si può fare!

Questo l'obiettivo numero uno, ma non il solo; un altro altrettanto importante è quello di rendere consapevoli le istituzioni, i policy maker, il mondo accademico che esiste una realtà in crescita che va non solo conosciuta, ma anche sostenuta e diffusa perché rappresenta una ricchezza del sistema sanitario regionale e perché migliora la qualità dei servizi, la soddisfazione delle persone malate e dei loro familiari e caregiver. Per questo hanno partecipato al convegno rappresentanti al massimo livello della Regione Umbria e della Università. Un altro obiettivo è quello di rendere più solida la rete di motivarla ulteriormente, di far nascere di nuovi progetti, nuove sperimentazioni, di far spazio alla creatività per immaginare un nuovo futuro alla medicina narrativa.

Pensiamo che questo modello di diffusione e restituzione debba essere replicato anche nelle altre regioni, lo riteniamo, vista l'esperienza, utile, anzi necessario, si deve uscire dalle nostre stanze, farci conoscere, documentare quello che viene fatto, valorizzarlo anche attraverso i media (il convegno ha avuto una copertura mediatica eccezionale).

È una bella soddisfazione per noi avviatori di questo processo che al convegno siano stati presentati fatti concreti, applicazioni reali, esperienze vive ancora in corso; le elenco brevemente perché in questi atti vengono poi descritte dai veri attori che li hanno pensati e realizzati.

In ordine di tempo il primo a nascere, quello del laboratorio di medicina narrativa del Dipartimento di riabilitazione della ASL Umbria 2, un'esperienza pilota che poi è evoluta anche attraverso la Digital Narrative Medicine e con un progetto a supporto dei professionisti impegnati nella cura delle persone con covid, poi le attività a sostegno delle malate con tumore al seno in collaborazione con l'associazione Donne Insieme a Foligno, l'esperienza della Unità Spinale di Perugia con persone mielolese, il grande lavoro in oncoematologia pediatrica insieme alla Fondazione Daniele Chianelli, quella della USL Umbria 1 nei disturbi del comportamento alimentare, quella nella Guardia medica - Continuità assistenziale sempre nella USL 1. Presentato poi un lavoro di ricerca e di applicazione in Farmacia narrativa nell'Azienda Ospedaliera di Perugia, ancora un progetto formativo applicativo del metodo Feldenkrais nella USL Umbria 2 a Terni ed infine un lavoro sulla pandemia da un punto di vista psicologico svoltosi nell'Azienda Ospedaliera di Terni.

Un punto di arrivo?

No tutt'altro, una tappa, un altro punto di partenza per dare avvio a nuovi progetti, coinvolgere nuovi servizi, formare nuovi professionisti, il credito che questo convegno ci ha portato nei confronti delle istituzioni deve essere messo a frutto per permettere nuove ed innovative sperimentazioni, per trasformare singole esperienze di professionisti "visionari" in prassi diffusa e consolidata.

Questo era quanto ci eravamo promessi quando avevamo pensato a questo convegno e questo è ciò che da domani proveremo a fare con maggiore convinzione e motivazione.

Non si può concludere questa breve introduzione senza ringraziare chi si è impegnata in prima persona per la riuscita della nostra iniziativa, quindi un grande grazie a Maristella Mancino e Daniela Saetta per quanto si sono spese e per la qualità di ciò che hanno fatto.

# Riabilitazione un ponte tra corpo e parola.
## Riflessioni a margine di una formazione sul campo

*Brigitte Moretti, Sonia Amati, Francesca Appetecchi, Lidia Curti,*
*Catia De Rebotti, Antonella Fiaschini, Annarita Percossi*
*AUSL Umbria 2*

ABSTRACT

L'attività di cura in riabilitazione richiede un importante impegno psicofisico. Il senso di responsabilità insieme al coinvolgimento emotivo degli operatori del settore sono a volte sottovalutati. Utilizzare le possibilità formative dell'educazione continua in medicina per prendersi cura di chi cura permette di ampliare i propri margini di adattabilità, agire in modo comprensivo ed efficace con i pazienti e prevenire sintomi da burnout. In questa esperienza di formazione sul campo la riabilitazione è stata percepita come un ponte che costeggia il margine tra corpo e parola. Un margine vivace, percorribile in lunghezza, che avvicina e congiunge pazienti e professionisti e professionisti tra loro. La proposta nasce dal riconoscimento del bisogno degli operatori di dedicare attenzione a sé, al proprio corpo, al proprio modo di muoversi e posizionarsi in relazione ai pazienti che incontrano e accompagnano in percorsi terapeutici spesso lunghi e complessi. Attraverso le lezioni di "consapevolezza attraverso il movimento" (metodo Feldenkrais®) abbinate a esercitazioni e pratiche di medicina basata sulla narrazione, il gruppo ha sviluppato abilità di ascolto, attenzione, di scrittura breve e condivisione in uno spazio protetto di non giudizio.

## PREMESSA

La storia in realtà è cominciata 12 anni fa. Insieme al responsabile del centro di riabilitazione Domus Gratiae di Terni, il neurologo Stefano Moroni, è stata realizzata una formazione interna dal titolo "Riabilitazione e movimento come apprendimento e conoscenza di sé. Il metodo Feldenkrais® e l'ascolto in riabilitazione." È stata un'esperienza ricca, soddisfacente e aveva trovato un discreto riscontro e successo tra i partecipanti. Eppure a suo tempo non è stata colta l'occasione per riflettere e per un confronto su possibili sviluppi futuri. Forse non c'erano  presupposti per crescere insieme, ancora. All'interno della stessa Ausl Umbria 2, dopo diversi anni di servizio domiciliare per il distretto di Amelia, un trasferimento presso il servizio territoriale di Neuropsichiatria Infantile Narni/Amelia è stata l'occasione per un cambiamento di prospettiva. Come comprendere i bisogni delle bambine e dei bambini, da fisioterapista, nel loro seppur tortuoso sviluppo neuro- e psicomotorio verso un'autonomia possibile? Quali strategie aggiuntive bisognava conoscere o apprendere?

I bambini esplorano, sperimentano e si interrogano con una spontaneità che negli adulti è latente e può essere riscoperta e coltivata. Per stare con i bambini (e con i loro genitori) e conquistare la loro fiducia bisogna forse re-imparare a interrogarsi insieme a loro.

Il desiderio di approfondimenti affiora costantemente nel lavoro terapeutico ri-abilitativo con i pazienti (soprattutto in ambito neurologico) e porta il professionista a fare scelte formative di grande apertura, di studio e integrazione tra saperi. Già lo sviluppo professionale si ripropone a ogni nuovo incontro con una persona, un paziente, o con se stessi. E ogni relazione è una storia a sé, una meravigliosa opportunità di cambiamento e di stimolo reciproco. Come suggerito da Stefania Polvani nel Manuale di Salute Narrativa "Cura alle stelle", attraverso il contributo di tanti esperti, ascoltare è pratica di cura, competenza che insieme ad altre va allenata con responsabilità professionale. Portare avanti e crescere in quella particolare modalità di essere in ascolto, di stare con sé e con l'altro, di formarsi nella propria postura narrativa, probabilmente rappresenta una sfida inevitabile se si vuole ottimizzare l'efficacia delle cure. Il seme di "una pianta è in grado di crescere in luoghi inaccessibili e inospitali, riesce a viaggiare attraverso il tempo." (Stefano Mancuso, 2018). Qualcosa di simile, si immagina, sia accaduto nell'estate del 2021 al gruppo allargato di colleghe e colleghi della riabilitazione, con interessi accresciuti nell'ambito della relazione terapeutica e della medicina narrativa come terreno fertile da esplorare insieme.

## PAPER

È con la medicina narrativa che nasce la formazione sul campo del 2021, un progetto pilota, il cui titolo guida è "Consapevolezza attraverso il movimento® e la narrazione. Prendersi cura di chi cura con il metodo Feldenkrais® e la medicina narrativa". Con riferimento a 3 elementi, che si ritiene essere fondamentali nella cura e del prendersi cura in generale: la consapevolezza, la corporeità e la medicina narrativa. La consapevolezza emerge da un processo di ascolto attento e dalla capacità di sostare in situazioni anche complesse con una particolare qualità di presenza. Il corpo è centrale in questa continua evoluzione vitale, con tutti i suoi sensi, processi psicosomatici e mentali. La medicina basata sulla narrazione insegna come attraverso la letteratura e le arti sia possibile illuminare le nostre storie personali, quelle delle persone che curiamo, promuovendo in entrambe una visione inclusiva, la capacità di vedere il dettaglio e l'insieme definito e ridefinibile. Il ministero della salute www.salute.gov.it 30gennaio 2019 dichiara: "La riabilitazione è un processo nel corso del quale si porta una persona con disabilità a raggiungere il miglior livello di autonomia possibile sul piano fisico, funzionale, sociale, intellettivo e relazionale, con la minor restrizione delle sue scelte operative, pur nei limiti della sua menomazione." Ne deduciamo che l'autonomia possibile di una persona, obiettivo generalizzabile nei programmi riabilitativi, contempla la persona nella sua integrità - non come somma di piani diversi - alla quale offrire terapie complesse e su misura. Ciò richiede una preparazione approfondita e aggiornamenti continui e adeguati dei professionisti. La comprensione e il sostegno dei bisogni formativi esplicitati dai riabilitatori del centro Domus Gratiae Terni, da parte di Claudia Tomassi, responsabile della Riabilitazione Area Sud Ausl Umbria 2, è un segnale positivo in questo senso.

Si è partiti uniti da un senso di gratitudine e fiducia reciproca, e una disposizione alla cooperazione e alla partecipazione attiva da parte di tutti. Come insegnante del metodo Feldenkrais® e trainer di focusing si riconosce all'integrazione e al "crossing" di saperi ed esperienze un valore particolare da mettere in gioco. Il completamento della formazione come facilitatrice di laboratori di medicina narrativa ha permesso alla docente di includere naturalmente pratiche di lettura, ascolto e osservazione attenta, integrando le recenti acquisizioni, seppur con qualche palpitazione. Ma la disponibilità di Paolo Trenta come supervisore e della collega "fisioterapista narrativa" Marisa del Ben con i suoi consigli preziosi, hanno di fatto accompagnato tutta l'esperienza facendo sentire il proprio sostegno alla docente e di conseguenza al gruppo intero. Si è così cercato di trovare un filo conduttore nella costruzione di un itinerario che permettesse ai partecipanti di attraversare le varie stagioni dell'esperienza del corpo in movimento, abbinandole a letture, ascolti, esperienze e attività chiave della medicina narrativa. Il programma si è svolto in 8 incontri di 3 ore ciascuno e si è sviluppato nell'arco di 3 mesi, da fine settembre a metà dicembre 2021, lasciando tra la penultima e ultima data un mese di tempo, per poter concludere con la prospettiva di nuovi progetti. Con 4 pilastri a sostegno della nostra casa e del nostro lavoro, sia di preparazione generale, sia come risorse e infiniti spunti nelle pratiche e nelle riflessioni, si sentiva chiaramente di poter viaggiare. Un testo base di Moshé Feldenkrais sul suo metodo "Conoscersi attraverso il movimento", il libro di Rita Charon "Medicina narrativa. Onorare le storie dei pazienti", il "Manuale di salute narrativa – Cura alle stelle" di Stefania Polvani e "Il narratore ferito" di Arthur Frank. Durante ogni incontro, pensato intorno a un tema o titolo specifico, sono state svolte attività di accoglienza, warm up, condivisione, una lezione di gruppo Feldenkrais® (CAM), esercizi di ascolto e di scrittura breve, riflessioni in plenaria. È stato utile un albero stilizzato, sistemato su una parete dell'aula dal primo incontro, come metaplan, al quale appendere di volta in volta le parole significative da portare con noi. Il gruppo era piccolo, 12 persone, e le sedie disposte in cerchio hanno facilitato l'interazione e la collaborazione. A inizio percorso è stato dedicato un tempo anche a di-segnare in una linea del tempo il proprio sviluppo professionale e la propria posizione attuale in relazione al tema della cura di sé per meglio curare gli altri. Esercitazione che è stata poi ripresa in seguito e in autonomia per apprezzare e sostenere eventuali cambiamenti. Con il racconto di David Grossman "Col corpo capisco" è stato introdotto il concetto di ascolto attento, indispensabile per avvicinarsi diversamente e conoscere il nostro corpo, ma anche per stare vicino a una persona in silenzio e con rispetto. Dopo un close reading di alcuni brani in plenaria e dopo l'esperienza di movimento, è stato accolto favorevolmente l'invito a scriverne brevemente sul prompt "Quella volta che col corpo ho sentito.." e più avanti su "Quando le cose che non si vedono sono più importanti".

*«È dolce, il nostro corpo, dolce, sussurra, ci procura benessere e gioia se solo lo trattiamo bene, se gli prestiamo ascolto, perché è saggio, se solo capissimo cosa ci vuole dire, se l'amassimo così com'è, proprio così com'è..»* *(David Grossman).* A fine pomeriggio sono apparse le prime parole-foglie sull'albero predisposto: disponibilità, sostegno, silenzio. Nel secondo incontro "Il mio corpo adulto – la gentilezza in cammino", sono state le immagini a nutrire la fantasia e il mondo emotivo dei partecipanti, insieme a una lezione Feldenkrais alla ricerca dei collegamenti nel tronco tra testa, bacino e piedi. Il lavoro di close looking con immagini scelte, condivise e la scrittura sul prompt "Quella volta che ho sognato.." è stato vissuto con curiosità e sorpresa. Un sogno ricorrente è stato quello della sensazione di volare. Le parole emerse: leggerezza, tranquillità, tempo. Poi è stata la volta di Valerie Perrin. Dal suo romanzo "Il quaderno dell'amore perduto" sono state lette e ascoltate alcune frasi di grande sensibilità sulla cura di sé che può essere nell'ascolto e sulle domande che muovono l'animo umano. *«Mi ero chinata su di lei. E avevo sentito ciò che si sente dentro una conchiglia: quello che si ha voglia di sentire.»* *(Il quaderno dell'amore perduto, Valerie Perrin)*

La lezione di movimento Feldenkrais sperimentata in questa occasione ha aiutato i partecipanti a sciogliere alcuni nodi e rendere più morbida la gabbia toracica. Le parole donate: spazio, ascolto, non-giudizio.

Il metodo Feldenkrais è un sistema straordinario di auto-educazione attraverso il movimento e durante il 4. incontro, "Il mio corpo giovane", la sfida era particolarmente inusuale, nel confrontarsi con l'impossibile che può divenire possibile e soprattutto aprire a inaspettati cambiamenti. Così pure l'ascolto e la lettura della canzone "Io sono l'altro" di Niccolò Fabi ha fatto riflettere sul messaggio cruciale dell'alterità come risorsa. L'incontro successivo, "La bambina o il bambino che è in me", è stata l'occasione per giocare, esplorare, ricordare. Con tutto il corpo. Sperimentando alcuni movimenti dei piccoli, fino a gattonare in modo insolito e divertirsi. Liberando qualcosa dentro di sé che voleva essere sentito, da raccontare o disegnare. Parole liberate: sorpresa, meraviglia, cambiamento.

La lezione degli occhi e la visione attenta di due quadri, "Aleko e sua moglie Zephira" Marc Chagall e "Gabrielle et Jean" Auguste Renoir, sono stati i passaggi salienti del 6. appuntamento. La scrittura sul prompt "Quella volta guardavo il quadro e il quadro vedeva me.." ha dato buoni spunti di riflessione sulle abitudini note e ancora poco ispirate all'idea di reciprocità. Come già scriveva M. Merleau Ponty «Toccare è toccarsi. Da intendere come: le cose sono il prolungamento del mio corpo e il mio corpo è il prolungamento del mondo, grazie a esso il mondo mi circonda». O come ammette A. Chiara Scardicchio in un intervista "Voglio imparare il coraggio di capovolgere, di guardare il mondo, e me stessa, sottosopra. Hai presente come nei quadri di Chagall? Cerco la vita, ecco. Tutto qua."

Altre parole raccolte: gentilezza, visione, amore.

Alla fine del programma è stato affrontato il tema dell'empatia e il valore di uno spazio tempo protetto intorno alla poesia "Ogni caso" di Wislawa Szymborska. Nella riflessione si è cercato il valore della parola nell'osservazione di un'altra persona, o di un paziente, o di noi stessi. La scelta di una "postura narrativa", che tiene insieme mentre cerca, distingue, accetta e comprende. Attraverso l'esplorazione di un'altra lezione Feldenkrais considerevole, "Camminare all'indietro", si è sperimentata la dimensione di insolita leggerezza e attenzione non visiva. All'ombra di tanta intensità è stato bene accolto l'invito a scrivere una micronarrazione sul prompt: "Quella volta che la cura e la leggerezza...". Durante il mese di pausa sono arrivati alcuni feedback relativi a cambiamenti o dubbi verificatisi nel lavoro con i propri pazienti. In particolare la testimonianza di un paziente registrata dalla terapista e trascritta, è stata una buona opportunità per uno scambio e ulteriori riflessioni in seguito con tutto il gruppo.

## TESTIMONIANZA DI UN PAZIENTE

Un paziente giovane con una frattura vertebrale, lesione midollare, paraparesi, dopo una seduta di fisioterapia con una collega della formazione.

P: "La sensazione che ho oggi io, dopo gli esercizi che ho fatto con te è quella di avere più sensi... più risposta e più automatismo nella camminata. Ma soprattutto quello che mi ha sorpreso riguarda la pianta dei piedi. Sembra avere più appoggio. Poggia meglio la gamba, vai più sicuro. E poi ci stanno altre sensazioni che faccio fatica a spiegare, un pochetto come quando una radio si sente male, riceve male il segnale, si capisce la canzone però non è così. Invece adesso ... c'è più... un segnale più sereno. Non so quanto durerà questa sensazione però è quello che sento (si sente che sorride).

FT: interagisce, offre parole che risuonano "più limpido..?"

P: Sì, è come se tu accendi la radio e la canzone si sente. Perché hai visto tu, tante volte la riconosci anche se ci sono le interferenze, sai che è quella "ah sì è quella..." però c'è quel fastidi... ecco, ora c'è meno fastidio, più serenità, più automatismo... e più base sulle piante...

FT: "più stabilità..."

P: Sì. Sì. Come se t'avessero cambiato le scarpe. Però so sempre i piedi tua! (Entrambe divertiti, ridono).

Con la canzone di Franco Battiato "La cura" e una lezione Feldenkrais classica ci si è avviati a una conclusione ricca di condivisioni, domande, richieste e ipotesi anche su possibili progetti futuri. Da tutta questa esperienza è nato un piccolo gruppo di colleghe che con cura e passione cercherà di portare avanti e dispiegare ulteriormente alcune tematiche care alla medicina e salute narrativa, come ad esempio l'uso del linguaggio e l'importanza delle parole nel dialogo terapeutico. Ispirate e convinte che portare la letteratura e le arti nel lavoro quotidiano delle professioni d'aiuto, mediche e paramediche, possa efficacemente aiutare tutti a riflettere, interrogarsi e forse comprendere diversamente la complessità dell'intreccio salute-benessere-malessere-malattia. Organizzare uno spazio-tempo per crescere e formarsi insieme è un diritto e una precisa responsabilità di ognuno che richiede rispetto.

*«Non ti chiedo miracoli o visioni, ma la forza di affrontare il quotidiano. Preservami dal timore di poter perdere qualcosa della vita. Non darmi ciò che desidero ma ciò di cui ho bisogno. Insegnami l'arte dei piccoli passi» (Antoine de Saint-Exupéry)*

Si ringraziano le colleghe e i colleghi che hanno partecipato alla formazione dando modo alla docente di imparare ad accogliere, ascoltare e adattare le proprie proposte. In particolare si desidera ringraziare le colleghe che hanno accettato di proseguire lo scambio e le riflessioni e senza le quali questa narrazione non sarebbe tale. Inoltre un senso di riconoscenza profonda è dedicato ai maestri di medicina narrativa Stefania Polvani, Nicoletta Suter e Paolo Trenta, per il loro modo di essere presenti, diversi, incoraggianti e vitali. Per le lunghe telefonate, i consigli preziosi e la gentilezza narrativa si ringrazia di cuore Marisa del Ben.

## BIBLIOGRAFIA

Mancuso S. (2018). "L'incredibile viaggio delle piante", Laterza.

M. Merleau Ponty (2007). "Il visibile e l'invisibile", Bompiani.

Grossman D. (2003). "Col corpo capisco", Mondadori.

Perrin V. (2020). "Il quaderno dell'amore perduto", Nord.

Antoine de Saint-Exupéry (2015). "Il piccolo principe", Mondadori.

# LA MEDICINA NARRATIVA NEI DISTURBI DELLA NUTRIZIONE E DELL'ALIMENTAZIONE

*Francesca Pierotti*

## ABSTRACT

I disturbi della nutrizione e dell'alimentazione sono patologie complesse, multifattoriali, che hanno come base comune di insorgenza e mantenimento una difficile strutturazione identitaria che, in un determinato momento, entra in forte crisi e comunica il disagio mediante i sintomi. Una delle tecniche utilizzate nei centri di cura e trattamento dei disturbi del comportamento alimentare di Todi e Città della Pieve è quella della scrittura, attività in grado di produrre effetti benefici, sia psicologici che fisici, nei confronti di coloro che stanno vivendo eventi traumatici, ad esempio la patologia. Affinché la scrittura risulti efficace nella sua funzione terapeutica, è necessario che i soggetti abbiano un contenuto mentale da elaborare al quale hanno reagito attivando repressione o rimozione a scopo difensivo, per cui stanno inibendo o evitando l'espressione emotiva e l'elaborazione delle emozioni.

Risulta evidente lo stretto legame tra identità e scrittura: grazie alla narrazione l'individuo può ripercorrere i propri vissuti, elaborarli mentalmente, ma anche ridefinire la propria identità nel tempo, dando un senso di continuità al suo percorso di vita, oltre che a livello relazionale e culturale, in quanto uomo che vive in un determinato contesto ed intreccia relazioni significative che lo influenzano necessariamente.

## TESTO

Prima di addentrarci in profondità sullo specifico tema dell'applicazione della medicina narrativa nell'ambito dei disturbi della nutrizione e dell'alimentazione, è indispensabile cercare di sfatare un pregiudizio ancora culturalmente molto diffuso, vale a dire che i disturbi appena citati altro non sono che atti di assoluta volontà consapevole da parte dei soggetti che li manifestano. In questo senso, occorre specificare che il linguaggio del sintomo è certamente atto di verità, ma non per questo consapevole e voluto da parte dei portatori. Ciò significa che la manifestazione del disagio che tende a mostrare diventa una rivelazione sgradita anche a coloro che la incarnano e che tendono a rinnegarla fino al momento in cui tende ad assumere le sembianze di sintomo. I disturbi della nutrizione e dell'alimentazione sono patologie psichiatriche che rientrano nella categoria delle dipendenze, intese come alterazioni del comportamento volte alla ricerca del piacere legato all'attuazione di determinati e specifici comportamenti che determinano gratificazione e, inoltre, tendono a ridurre l'insieme delle emozioni negative che li hanno determinati. Questo sta a significare che i comportamenti che i soggetti con dipendenza attuano hanno lo scopo fondamentale di produrre uno stato di benessere che serve a compensare emozioni negative che lo stesso soggetto non riesce a tollerare, una minaccia ancora più grande che lo stesso dipendente avverte senza esserne del tutto consapevole. Si parla di dipendenza in quanto, con il perdurare di questi comportamenti, si riduce progressivamente il benessere che prima veniva determinato e, inoltre, cominciano ad essere evidenti per i soggetti anche i costi che tali azioni determinano. Si tratta di patologia perché, nonostante ciò e l'aumentare della consapevolezza di tale circolo vizioso, la persona non riesce a ridurre i rituali comportamentali, se non a costo di una grande sofferenza. La dipendenza, pertanto, è una malattia e non un capriccio.

Risulta doveroso fare una ulteriore precisazione. A livello culturale, spesso si opera una semplificazione concettuale mettendo sullo stesso piano disagio e malattia. Come appena affermato, la malattia esprime un disagio che non è solo del corpo ma di tutta la persona che la incarna. Prima che si manifesti il sintomo, il disagio assume forme più lievi che, pertanto, si acuiscono solo quando non vengono adeguatamente prese in considerazione. In questo senso, si può supporre che prima ancora che la malattia si determini, vi è una prima fase in cui il disagio assume forme più silenziose, socialmente poco riconoscibili, ma che producono in colui che lo prova una sensazione di mancata consonanza con l'ambiente circostante. Fino a che la sensazione rimane soggettiva, probabilmente, non otterrà adeguata attenzione, se non nel momento in cui agisce nella vita sociale e relazionale, minandone la funzionalità. Questa piccola digressione dal concetto di malattia propriamente intesa ci dovrebbe far riflettere su come, a livello culturale, non siamo abituati a soffermarci e dare valore a sensazioni personali che non manifestano una immediata ricaduta in ambito sociale o che, apparentemente, non hanno una significazione socialmente condivisa e riconosciuta. Questo comporta una mancata accoglienza del disagio che, quindi, spesso non viene affrontato e si trova costretto ad aumentare il livello di intensità, determinando poi l'insorgenza di patologia. Si rende necessario sottolineare che il sintomo non si accompagna infatti sempre alla percezione della malattia ma, affinché ciò avvenga, sono necessarie almeno due condizioni fondamentali: il sintomo deve sfuggire al sistema di controllo del soggetto (incapace di porre rimedio a tale disagio), l'intensità e la frequenza del sintomo devono interferire con l'andamento della vita quotidiana in modo da creare ostacoli e disfunzionalità. Infatti, in caso di sintomi, ciascun individuo tenta di farvi fronte ed assumere comportamenti risolutivi o, almeno, di adattamento e di controllo. Se tali strategie di controllo e di adattamento sono a lungo soddisfacenti, o comunque non interferiscono con le funzioni principali (o ritenute tali), possono mantenersi per un considerevole periodo di tempo, non ostacolando la persona. La percezione della malattia nasce quando si sperimenta per la prima volta il superamento di una soglia limite, vale a dire il non controllo e la mancanza di padronanza di una determinata situazione che genera disagio. Per questo motivo, il sintomo ha sempre una storia, un'evoluzione che vede il passaggio da una fase in cui si ha il controllo e la capacità di gestirlo, ad una fase di ingovernabilità dello stesso. Sono pertanto facilmente deducibili le caratteristiche del sintomo in relazione alla sensazione che ne ha il soggetto portatore, vale a dire: incontrollabilità, indesiderabilità, percezione di anormalità. Per rendere questi concetti maggiormente comprensibili, è possibile utilizzare delle immagini. Il disagio potrebbe essere rappresentato da una strada dissestata che, nonostante renda sgradevole il suo passaggio, possa determinare usura nei veicoli che l'attraversano, è comunque percorribile e consente, seppur faticosamente, di giungere a destinazione. La malattia, invece, potrebbe essere rappresentata da una strada interrotta, un evento che comporta la obbligata interruzione di percorso e obbliga il cambio di itinerario, nonostante la destinazione può rimanere inalterata. Tutta la visione della strada che fino a poco prima rendeva chiare le coordinate del viaggio, improvvisamente, cessa. In questo senso, la malattia può essere considerata la rottura della relazione che l'individuo intrattiene con se stesso e con il mondo, una rottura biografica, un'esperienza altamente destrutturante che comporta un prima e un dopo. La perdita della salute rappresenta un evento a dir poco sconvolgente nella vita delle persone che ne sono colpite in quanto attraversa e riguarda tutti gli ambiti identitari e sociali dell'individuo e squilibra tutti gli adattamenti precedentemente costituiti. Nel momento in cui un individuo si ammala, indipendentemente dalla patologia che dovrà fronteggiare, non si ammala solo nel corpo, ma è tutta la persona a soffrirne, nel senso che è come se tutto il senso della vita venisse messo in discussione da questa esperienza. In realtà, però, nessuno potrebbe attraversare il dolore se non riuscisse ad attribuire senso a ciò che patisce, vale a dire trovare una significazione per dover sopportare il male ed il dolore, per arrivare poi a vedere in quello che accade una nuova risorsa per affrontare il domani. Un errore ancora oggi molto frequente è prendere le distanze dalla malattia e dal dolore che ne deriva, cercare di rimuovere tale evento, evitando che questo possa essere integrato con il resto della storia di vita del soggetto. Così facendo, però, la mancata elaborazione comporterà il formarsi di una trama silenziosa che, come il sintomo, tesserà la vita della persona intrappolandola senza via di scampo.

I disturbi della nutrizione e dell'alimentazione non possono e non devono essere considerati solo e tanto come patologie legate al cibo, ma il vero problema al quale sono connessi è legato alla difficile strutturazione dell'identità nell'epoca moderna (Bianchini, 2006). Il corpo, prima di diventare nemico, diviene un alleato, un rifugio, per poi perdere definitivamente la caratteristica di essere l'apertura verso l'esistenza e diviene la barriera attraverso la quale proteggersi. Apparentemente il corpo viene imputato ad essere l'unico esponente del rapporto con il mondo, l'unico responsabile della propria esistenza, il metro su cui misurarsi e l'identità, non riuscendo a definire il proprio limite, perde i propri confini che vengono ricercati nell'esteriorità. Il rapporto con il mondo della vita viene ridotto ad uno spazio psichico che, per quanto ridotto, rimane l'unico che si è in grado di padroneggiare. Pertanto, l'abitare il mondo in questo modo non è altro che il frutto di una fuga nella quale il corpo rappresenta un riparo, la terra promessa di una intimità perduta. L'essere solo un corpo diviene un esilio forzato, un ostacolo insormontabile. Si inizia con l'abbandonare il mondo, si finisce con il perdere se stessi. La vera solitudine consiste proprio in questo mancarsi; nella solitudine, ciò che manca è il contatto con noi stessi, unica forma di intimità in grado di aprirci a quella degli altri. Punto di partenza degli studi relativi alla scrittura come strumento di cura è la considerazione che i danni alla salute di un'esperienza traumatica derivassero da uno sforzo, più o meno conscio, di inibire la comunicazione all'esterno dell'esperienza stessa, anche e soprattutto per la vergogna che ne sarebbe derivata per il soggetto. Proprio per questo motivo si è andata diffondendo l'idea, presente all'inizio della psicoanalisi, che la traduzione in parole di un evento traumatico, non sempre presente nella memoria esplicitamente, portasse alla risoluzione di un disagio (Solano, 2007) o, comunque, avesse un effetto positivo sullo stato di salute. Le ricerche in materia hanno dimostrato, infatti, che la scrittura consente di ottenere degli effetti estremamente benefici su pazienti esposti ad eventi traumatici o, in generale, che stiano attraversando situazioni stressanti (Ferro, 2006). La cosa sorprendente è che la scrittura sembra dare beneficio anche da un punto di vista fisico, oltre che spesso anche a livello relazionale, nel senso di miglioramento nell'espressione del proprio ruolo sociale e nelle relazioni interpersonali. I presupposti teorici che hanno portato allo sviluppo della tecnica della scrittura sono i seguenti: gli individui si possono trovare nella loro vita ad affrontare situazioni o eventi traumatici che, spesso, non vengono sufficientemente elaborati mentalmente e condivisi con altre persone. Quanto appena esposto fa sì che il ricordo venga registrato in modo grossolano, scarsamente verbale, disconnesso dalle altre aree della mente, impedendo la regolazione delle emozioni connesse e la diluizione dell'esperienza fra tutte le altre relative alla vita delle persone. Si viene a creare, conseguentemente, un influsso negativo sulla salute mentale e fisica, oltre che sulla spinta evolutiva. La scrittura sull'evento aiuta a modificare questo quadro, dal momento che la mente è spinta a focalizzarsi sul ricordo, contribuendo ad una sua definitiva archiviazione. Scrivere non modifica gli avvenimenti che sono ormai accaduti, ma consente di leggerli in chiave differente: «ciò di cui il paziente ha di solito bisogno non è una migliore comprensione logica della propria situazione, quanto piuttosto un diverso atteggiamento emotivo e un diverso modo di interpretare il mondo che lo circonda» (Barker, 1987). Si può senza dubbio affermare che la narrazione è il frutto della ricerca costante di ordine da parte della mente umana, lo strumento che consente di interpretare gli avvenimenti che accadono, è quella modalità conoscitiva che permette ad ognuno di noi di fare ordine nella realtà simbolica che ci circonda. Umberto Eco (1994) a questo proposito ritiene che la ragion d'essere della narrativa consista nella sua funzione terapeutica, ovvero nella sua capacità di dar forma al disordine dell'esperienza.

Essa non registra i fatti come sono realmente accaduti, ma rappresentano un sistema di attribuzione di significato alla massa disordinata delle percezioni di ogni individuo. Inoltre, ogni cosa ricordata subisce una sorta di prolungamento mediante la scrittura. Soprattutto nella scrittura di un'autobiografia, fondamentale è la funzione ripartiva del ricordo, intesa nei suoi molteplici aspetti (Ferraris, 2002): abreattiva; ripetitiva, dal momento che ripetere è elaborare psichicamente; correttiva, in senso difensivo del passato, ma anche e soprattutto con lo scopo di rispondere al bisogno e al piacere di ristabilire l'ordine delle cose, anche attraverso lo svelamento di

dettagli di verità che si dimostrano gratificanti, che le circostanze avevano costretto ad occultare o modificare. Attraverso
la scrittura, che consente di incontrarsi a distanza, si realizza
una sorta di sdoppiamento dell'Io, la parte che soffre, sente e
subisce (Io passivo), e la parte che riflette, controlla, scrive ed
elabora (Io attivo). È come se una parte di noi assistesse
dall'esterno al nostro Io che scrive e, facendolo, si consola;
«ogni essere umano, senza neanche volerlo, sa di essere un sé
narrabile immerso nell'auto-narrazione spontanea della sua
memoria. Ognuno di noi vive come la propria storia, senza
poter distinguere l'io che narra dal sé che è narrato» (Cavarero,
1997). Questo processo prende il nome di bilocazione cognitiva (Demetrio, 1996) e sta ad indicare l'attività di distanzia-
mento in cui l'individuo, creando un racconto, crea anche un
altro da sé e si guarda agire.

Per trattare i disturbi della nutrizione e dell'alimentazione è
necessaria un'equipe multidisciplinare che riesca ad affrontare
la patologia a 360 gradi, senza tralasciare nessun aspetto. Se si
tiene conto del fatto che il vero fulcro del problema consiste
nella difficile strutturazione identitaria, è fondamentale una
ricostruzione condivisa con il paziente della sua biografia, cosi
come il paziente l'ha vissuta. Alla base di tali disturbi, come
precedentemente affermato, vi è un difficile rapporto con la
propria identità e con i processi che hanno contribuito a
determinarla. Di conseguenza, non è possibile eradicare la
patologia trascurando questo fondamentale aspetto. La vera
consapevolezza di sé, della propria identità, passa attraverso il
sentimento di accettazione di qualsiasi sensazione, in quanto
messaggio del corpo non da rimuovere. La guarigione, infatti,
è un cambiamento profondo che non consiste nel rimuovere
la malattia, ma nell'integrarla con la storia del soggetto
(Marucci, 2013).

All'interno di questa cornice operativa, si svolgono i gruppi
di scrittura terapeutica presso i centri di riabilitazione e cura di
Palazzo Francisci ed il Nido delle Rondini di Todi, che si

occupano prevalentemente di anoressia e bulimia particolarmente in età evolutiva, oltre che presso il Centro DAI a Città della Pieve, specializzato nel trattamento dell'alimentazione incontrollata e dell'obesità. Indipendentemente dal tipo di patologia alimentare da trattare, il lavoro di scrittura terapeutica che si svolge nelle tre strutture è assolutamente identico; ciò a testimonianza del fatto che non è tanto importante la modalità sintomatica con la quale si esprime il malessere, quanto il fatto che si origina e stratifica da un inadeguato rapporto con se stessi. Questo non significa che non si tiene conto delle peculiarità che caratterizzano le differenti patologie e personalità, ma che lo sfondo di riferimento sul quale operare è comune.

Nello specifico, si può suddividere il lavoro con la scrittura in tre fasi. Inizialmente è indispensabile che i pazienti inizino progressivamente a prendere coscienza della loro situazione presente, vale a dire non solo la loro condizione patologica che ne ha determinato il ricovero, ma anche cominciare a comprendere, per poi accogliere, chi sono, o meglio, chi pensano di essere. Questa prima fase consente di tracciare un "qui ed ora", un punto di partenza che segna il vero inizio del percorso terapeutico. La seconda fase è dedicata al lavoro sul sintomo, cioè al tentativo di far comprendere ciò che sta alla base dello stesso, che lo determina e lo significa. Si tratta di un momento molto delicato, in quanto rendere consapevoli le motivazioni che originano un comportamento richiede sempre una necessaria accettazione di ciò che non può essere cambiato e determina, finalmente, la possibilità di elaborare completamente eventi passati rimasti momentaneamente in sospeso. La terza e ultima fase, invece, è dedicata al futuro, all'individuazione non solo e tanto degli obiettivi concreti da realizzare, ma prevalentemente allo svelamento dei desideri che ne stanno alla base e ne motivano e determinano le azioni necessarie per tentare di realizzarli. Il lavoro di gruppo aiuta moltissimo i pazienti ad aprirsi e, soprattutto, a non sentirsi giudicati dal momento che, attraverso l'ascolto delle storie degli altri, cominciano a non sentirsi più isolati nella loro sofferenza, ma possono sperimentare l'accoglienza. Non si pretende una lettura in plenaria del proprio lavoro, perché ognuno si deve sentire libero di condividere o meno la propria storia, di esporla e sottoporla all'interpretazione degli altri, ma si chiede comunque che il compito venga sempre e comunque svolto con grande sincerità, proprio per abituare il soggetto ad utilizzare la tecnica della scrittura. Una volta superata questa difficoltà, il lavoro procede decisamente con più scorrevolezza, ma anche con maggiore intensità.

Risulta evidente lo stretto legame tra identità e scrittura: grazie alla narrazione l'individuo può ripercorrere i propri vissuti, elaborarli mentalmente, ma anche ridefinire la propria identità nel tempo, dando un senso di continuità al suo percorso di vita, oltre che a livello relazionale e culturale, in quanto uomo che vive in un determinato contesto ed intreccia relazioni significative che lo influenzano necessariamente. Va tenuto presente un aspetto di fondamentale importanza: è necessario che questa tecnica vada pensata e adattata in base al campione di riferimento sollecitando, attraverso le istruzioni, il processo di elaborazione dell'esperienza utile al campione stesso. La persona che sta attraversando una grave situazione di sofferenza, infatti, va rispettata nei tempi e nelle modalità con cui è disposta a affrontarla, nel senso che non tutti si sentono disposti ad utilizzare la scrittura, per cui l'utilità che ne deriva è riservata solo a coloro che sono motivati ad impiegarla (Pierotti 2013). Non si possono applicare, pertanto, le modalità "tradizionali" della scrittura terapeutica, che prevedono una sollecitazione diretta volta alla narrazione di specifiche tematiche personali, ai pazienti con disturbi del comportamento alimentare che sono impegnati innanzitutto in una dura lotta con se stessi. Non si può fare loro una richiesta così gravosa, perché non sarebbero in grado di affrontarla nell'immediato e l'effetto che ne deriverebbe è solo quello di incrementare una frustrazione già imponente ed una elaborazione di un falso Sé inutile agli scopi terapeutici e riabilitativi. Chiedere alle persone di svelarsi significa chiedere loro di fidarsi, affidarsi, superare se stessi per aprire la porta di ingresso ad un luogo a loro in parte sconosciuto, la loro identità. Si lavorerà pertanto in modalità di narrazione indiretta.

## BIBLIOGRAFIA

Barker P. (1987), L'uso della metafora in psicoterapia, Roma, Astrolabio.

Bianchini P., Dalla Ragione L. (2006), Il cuscino di Viola. Dal corpo nemico al corpo consapevole, Reggio Emilia, Edizioni Diabesis.

Cavarero A. (1997), Tu che mi guardi, tu che mi racconti, Milano, Feltrinelli.

Demetrio D. (1996), Raccontarsi. L'autobiografia come cura di sé, Milano, Raffaello Cortina Editore.

Eco U. (1994), Sei passeggiate nei boschi narrativi, Milano, Bompiani.

Ferraris A.O. (2002), La ricerca dell'identità. Come nasce, cresce, come cambia l'idea di sé, Firenze, Giunti.

Ferro, A. (2006). Da una psicoanalisi dei contenuti e delle memorie a una psicoanalisi per gli apparati per sognare, sentire, pensare: transfert. Rivista di psicoanalisi, 52(2), 401-478.

Marucci S. Tiberi S. (2013), (a cura di), Haiku nei disturbi del comportamento alimentare, Cesena, Edizioni Sì.

Pierotti F. (2013), Il segno come sintomo. Dal corpo significante al significato del corpo, Ali&no Editrice, Perugia.

Solano L. (a cura di) (2007), Scrivere per pensare. La trascrizione dell'esperienza tra promozione della salute e ricerca, Milano, Franco Angeli.

# LABORATORIO DI NARRATIVE BASED MEDICINE IN UNITÀ SPINALE UNIPOLARE

*Mariastella Mancino[1], Veronica Di Vito[2]*
*[1]Azienda Ospedaliera di Perugia, [2]Università degli Studi di Perugia*

## ABSTRACT

La Struttura complessa di unità spinale unipolare (USU) ha avviato la prima esperienza laboratoriale di medicina narrativa in collaborazione con l'Università degli studi di Perugia, Dipartimento di sociologia della Facoltà di scienze politiche. L'USU accoglie persone che hanno subito una lesione al midollo spinale che ne consegue una gravissima disabilità permanente: stato di vita che ha ripercussioni sia sulla loro corporeità che sullo stato psichico, e si estende dal sé collettivo al sé sociale, inteso il proprio gruppo familiare e le variegate reti sociali, modificandone lo stato economico, abitativo e lavorativo. Il laboratorio di medicina narrativa attivato in USU ha avuto l'obiettivo di costruire un ponte tra disease e illness puntando sul vissuto soggettivo della malattia da parte del paziente e della sua rete familiare sociale e sulla relazione tra questi e gli operatori socio-sanitari dell'equipe USU e dei servizi sociosanitari territoriali coinvolti nel garantire l'umanizzazione della qualità delle cure, una migliore compliance terapeutica, al fine di scegliere insieme con efficacia l'appropriatezza del progetto di vita individualizzato. La metodologia utilizzata ha previsto due conduttori nell'arco di tempo di otto mesi ed è stato rivolto a pazienti con lesione midollare, loro familiari e care giver, operatori dell'equipe dell'USU ed operatori dei servizi socio-sanitari territoriali dell'Umbria. Gli strumenti utilizzati sono propri della medicina narrativa, dalla postura narrativa alle non technical skill, ad un setting organizzato.

## INTRODUZIONE

L'Unità spinale unipolare (USU) dedicata al prof. "Massimo Taramelli" nata nel 1998 presso l'ospedale di Perugia è una struttura complessa, di alta specialità riabilitativa, classificata con codice 28, che ha lo scopo di soddisfare i bisogni clinici, diagnostico-terapeutico-riabilitativi e psicologico-sociali delle persone con lesione midollare dall'immediato post-evento acuto fino alla dimissione al termine del percorso riabilitativo al fine di ottenere la massima autonomia e recupero funzionale compatibilmente con il livello e la gravità della lesione neurologica e le sue conseguenze oltre al reinserimento sociale e lavorativo dei pazienti. È una delle 9 unità spinali unipolari in Italia la cui unipolarità è assicurata proprio in virtù della sua mission di altissima specialità per cui è in grado di accogliere i soggetti che hanno subito una lesione al midollo spinale già nell'immediato post-trauma consentendo la presa in carico della persona sin dal primo momento del ricovero: mission definita da specifici protocolli interni ed interaziendali, attraverso un lavoro di rete verso altri servizi sanitari satelliti e verso i servizi socio-sanitari di integrazione territoriale L'USU accoglie pazienti con lesione midollare acute e non, quindi para-tetraplegie causate da qualsiasi eziologia classificate in traumatiche (incidenti stradali, infortuni lavorativi) e non traumatiche. Scriveva M. Taramelli, fondatore e pioniere dell'USU in Umbria che «una riabilitazione che sia veramente tale riguarda tutta la persona nella sua interezza e tutte le conseguenze che la disabilità ha sulla vita, non solo sugli aspetti fisici della disabilità stessa». In USU opera l'equipe multidisciplinare formata da fisiatri, urologi, internisti, neurologi, psicologo oltre a varie professionalità come fisioterapisti, terapisti occupazionali, infermieri, assistente sociale. Con il passar del tempo tutti gli operatori dell'USU hanno acquisito particolare esperienza e professionalità specifica nella cura dei pazienti con lesione midollare non comune agli altri reparti dell'ospedale. La metodologia di lavoro in equipe contraddistingue l'USU in quanto la lesione midollare genera oltre al deficit neurologico motorio e sensitivo anche disfunzioni vescicosfinteriche, intestinali, vascolari, della procreazione e della sessualità che necessitano di varie figure le quali lavorano in modo integrato seguendo un percorso condiviso che tenga conto della centralità della persona con lesione midollare. Il percorso in USU prevede, oltre alla presa in carico globale riguardante gli aspetti strettamente clinici ed assistenziali, il percorso di riabilitazione motoria, respiratoria, vescicale ed intestinale e tante attività più socializzanti quali lo sport-terapia, la pet-terapy, l'arteterapia, il laboratorio di letture ad alta voce, incontri informativi rivolti ai pazienti e familiari, permessi domiciliari riabilitativi, ecc poiché tutto è parte indispensabile ad una riabilitazione globale che riguarda la persona nel suo unicum.

## PERCHÉ LA MEDICINA NARRATIVA IN USU

Il progetto di inserire la medicina narrativa come nuova esperienza per rafforzare questa relazione di cura tra paziente ed operatore, ha voluto rimarcare la necessità di dover fermarsi a riflettere ed ascoltare la persona malata che abbiamo davanti, perché, se deve essere a pieno titolo lui al centro di un progetto riabilitativo e terapeutico, per comprenderlo è importante passare attraverso la narrazione della sua vita. La malattia non è semplicemente uno stato fisiologico. Ammalarsi non significa solo soffrire fisicamente e vedere il proprio corpo trasformarsi fino a non riconoscerlo più, ma significa anche vedere completamente scombussolate le proprie abitudini, il proprio lavoro e le proprie priorità, le amicizie, gli affetti. In sintesi, la propria vita e la propria identità. Non a caso, la malattia grave e invalidante è stata definita come una "rottura biografica", un vero e proprio punto di frattura nella trama esistenziale . Si tratta, infatti, di un evento inatteso, che rompe la quotidianità e a cui, chi ne è colpito, fatica a dare un senso. La narrazione, in forma orale o scritta, può offrire uno strumento prezioso al malato per restituire significato a questa esperienza traumatica ed aiutarlo a ricostruire la nuova identità che ne scaturisce. Narrare l'esperienza di malattia è una strategia che può aiutare il paziente a rimettere insieme i suoi pezzi, le parti di quel sé che la malattia ha spesso prepotentemente frammentato (Malvi, 2011). La medicina narrativa rappresenta, in primo luogo, uno strumento importante per promuovere una maggiore centralità del paziente nei processi di assistenza e cura, riconoscendo la sua soggettività, la sua volontà di sapere della malattia di cui soffre e delle scelte terapeutiche a disposizione, la sua autonomia decisionale nel partecipare consapevolmente alla gestione del proprio percorso di cura. Oltre che per motivi etici, ciò si rende necessario anche in considerazione del fatto che la scelta consapevole facilita l'adesione a percorsi di terapia e prevenzione e ne migliora i risultati in riferimento agli obiettivi di benessere e salute. Il progetto avviato in Unità spinale unipolare ha rappresentato il luogo di cura ideale per alcune peculiarità proprie: i pazienti hanno una degenza medio-lunga che va dai quattro a sei mesi per cui c'è tanto tempo per promuovere incontri, conquistare la loro fiducia e farli entrare appieno e consapevolmente nel progetto; la presenza dei familiari, o delle persone più care è sempre costante, per cui anche con loro la variabile tempo ha giocato a nostro favore; gli operatori che sono stati coinvolti sono fissi, una volta assegnato il paziente difficilmente lo cambieranno, per cui ogni paziente ha avuto modo di instaurare con la sua specifica equipe di riferimento, composto da il suo medico, il suo infermiere il suo terapista la sua assistente sociale, un suo personale rapporto terapeutico.

## METODOLOGIA E STRUMENTI

Il progetto di laboratorio di medicina narrativa è stato centrato sulle storie di due pazienti, scelti sul criterio del legame di relazione tra il paziente e le persone per lui significative in questo percorso di malattia e riabilitazione in unità spinale. Con ognuno di essi si è proceduto ad individuare un membro dell'equipe USU quindi rispettivamente il medico di riferimento, caregiver o persona familiare che ha prestato cura al paziente, fisioterapista, infermiere, ed un attore della rete dei servizi socio-sanitari territoriali, dunque esterni all'ospedale. In totale il laboratorio di medicina narrativa è durato circa otto mesi ed ha coinvolto: due pazienti con lesione midollare; tre familiari caregiver; quattro operatori sanitari USU; due operatori socio-sanitari esterni al'USU.

Nel pensare questo laboratorio di medicina narrativa si è ragionato più volte sulla "cassetta degli attrezzi".

Riguardo alla metodologia si è proceduto alla costituzione di un setting diverso dal contesto di un ordinario ufficio ospedaliero, disponendo gli elementi con più cura ed attenzione, dalla luminosità della stanza, al posizionamento degli interlocutori in chiave circolare, in modo che non ci fossero difficoltà nell'incontrare lo sguardo dell'altro e ponendo tutti in prospettiva di poter guardare alla finestra affinché non risultasse troppo chiusa la visuale accompagnati da una musica rilassante di sottofondo che ha contribuito al rilassamento delle inevitabili varie emozioni che si respiravano. Citando il filosofo greco Plutarco che nell'opera "L'arte di ascoltare" fornì le sue indicazioni rispetto all'ascolto, si è preso spunto per addentrarsi meglio nella metodologia dell'ascolto empatico: «Vi sono alcune regole di carattere generale, comuni a qualunque situazione di ascolto, anche quando chi sta parlando non è affatto efficace. Innanzitutto, bisogna stare seduti con una postura corretta; lo sguardo deve essere fisso su colui che parla, con un atteggiamento di sincera attenzione; l'espressione del volto deve essere rilassata, in modo da non comunicare senso di superiorità o fastidio, né tradire distrazione per altri pensieri o preoccupazioni. In ogni prodotto artistico il bello si ottiene attraverso la simmetria e l'armonia, quando molti elementi diversi si combinano in giusta misura; e così il brutto si determina immediatamente quando un elemento manca, oppure è stato aggiunto fuori luogo. Qualcosa di simile accade con l'ascolto: non solo un'espressione del volto accigliata o annoiata, uno sguardo distratto, una postura scomposta, come le gambe male accavallate, ma anche un cenno o un bisbiglio alla persona vicina, un sorriso, uno sbadiglio, la testa abbassata o altri gesti simili a questi sono atteggiamenti biasimevoli che vanno evitati». L'empatia è la capacità che ci consente di immedesimarci con gli stati d'animo e con i pensieri dell'altro sulla base della comprensione dei suoi segnali emozionali, dell'assunzione della sua prospettiva soggettiva e della condivisione dei suoi sentimenti.

Nella comunicazione efficace, quando si desideri utilizzare questa competenza in ambito professionale, si integrano la comprensione intellettuale, ossia che si concentra sui fatti, che indaga come stiano realmente le cose e che ricostruisce l'esatta dinamica dell'accaduto, con la comprensione empatica. Le componenti dell'empatia sono la trasparenza, ovvero l'accordo tra i sentimenti manifestati e quelli realmente provati, la comprensione empatica, ovvero l'immedesimazione e la comprensione del punto di vista dell'altro e l'accettazione incondizionata, ovvero l' astensione da valutazioni, da approvazioni o disapprovazioni e da correzioni. L'ascolto empatico non si impone in modo direttivo, interpretativo o giudicante, ma pone l'altro nella condizione di esplorarsi, di lasciare emergere intuizioni ed emozioni e di integrare la propria complessità. La medicina narrativa genera possibilità nuove perché le persone hanno in loro stesse risorse interiori per affrontare e gestire in modo proattivo e non passivo l'esperienza di malattia: agevolare l'ascolto significa stimolare la partecipazione attiva, il cosiddetto empowerment. È stato adottato uno schema di intervista semi strutturata con una quindicina di domande che ripercorrevano la storia passata del paziente prima dell'incidente al momento attuale e con le prospettive future. Questo lo schema degli items che è stato applicato con toni estremamente narrativi: Chi eri da bambino? E oggi chi sei?; ti ricordi qualche evento significativo della tua infanzia?; che rapporto avevi con la tua famiglia?; ti va di raccontarmi le dinamiche dell'incidente e ciò che emotivamente ti ricordi? (pensieri, sensazioni, dolori); cosa ti ricordi dei primi momenti in ospedale e ti sei sentito accolto?; come hai vissuto il momento della comunicazione della diagnosi?; come stai vivendo questo tempo di riabilitazione in USU?; qual è il tuo rapporto con i medici, personale infermieristico e fisioterapisti?; che rapporto stai costruendo con l'accettazione di questa invalidità?; ti ha insegnato qualcosa questo accaduto nella tua vita?; quali sono le tue paure?; come vedi il tuo futuro e che aspettative hai?; sei una persona religiosa?; se dovresti descrivere la tua vita con un colore?; ti è piaciuta questa esperienza di narrazione?.

Si è potuto così raccogliere e sistematizzare le narrazioni grazie ad un registratore senza quindi che nessuno prendesse appunti. La medicina narrativa, nella riflessione della fondatrice Rita Charon si serve di uno importante strumento, la cartella parallela. Tale strumento risponde concretamente alla domanda: "come raccogliere il vissuto di malattia del paziente all'interno di una relazione terapeutica?" La cartella parallela rappresenta un atto medico e come tale è parte integrante della formazione e dell'agire professionale. Si chiama parallela perché affianca la cartella clinica del medico o la cartella sociale dell'assistente sociale. La cartella parallela, così come è stata formulata dalla letteratura, è organizzata intorno a quattro categorie fondamentali: i sentimenti del paziente; le idee e le interpretazioni (del disturbo e i suoi effetti); le aspettative e i desideri (riguardo ad una cura possibile); interconnessioni tra malattia e contesto familiare, sociale, culturale, lavorativo.

Seguendo gli stessi criteri sono state formulati gli items rivolte ai caregiver ed agli operatori, focalizzando per questi ultimi anche i motivi della loro scelta professionale e la loro carriera. Si è dato molto spazio alla relazione di empatia che l'operatore ha instaurato con il paziente, al rapporto con gli altri operatori, alle paure, le perplessità o i disagi vissuti.

## RISULTATI E CONSIDERAZIONI

Le riflessioni che questo lavoro laboratoriale ha originato sono strettamente di tipo metodologico. L'utilizzo della cartella parallela è un luogo dove il medico o qualsiasi altro professionista dell'aiuto può scrivere l'intera storia del paziente in forma narrata e può riportare i propri pensieri, sentimenti e comportamenti. Tale strumento è un'innovazione di grande portata, in quanto nella classica cartella clinica il medico riporta i disturbi del paziente, i risultati di esami clinici, le ipotesi diagnostiche, i referti provenienti da laboratori, ma manca la trascrizione di un aspetto importante: quello che il paziente, con la sua narrazione, evoca nel curante. La narrazione della storia di malattia fatta a posteriori permette sicuramente di rileggere con più attenzione e di comprendere e giustificare a sé stessi ed agli altri le situazioni e gli stati d'animo vissuti. Permette la cosiddetta rielaborazione che aiuta a ricostruire e dare un senso al vissuto di malattia. «La narrazione offre un significato, una contestualizzazione e una prospettiva sulla situazione difficile del paziente. Essa definisce come, perché e in che modo egli è malato. La narrazione offre una possibilità di comprendere ciò che è senza senso» (Greenhalgh, 1998). Scrivere del proprio vissuto ha voluto significare per gli operatori sanitari fermarsi a pensare, a sistematizzare il pensiero, a riflettere ed a rivisitare il proprio e l'altrui comportamento. Il dolore è un vissuto soggettivo che quasi mai coincide con il male oggettivo che l'operatore sanitario ricerca nei protocolli scientifici. Il dolore esce dai confini del corpo e pervade la vita, modificando la qualità delle relazioni, la forma degli affetti, il ritmo delle attività, la considerazione di sé. Non solo, è la via privilegiata per accogliere veramente la persona, in particolare quando è sofferente, quando sente la vita minacciata e cerca un aiuto professionale e umanamente competente che ridia forza e speranza. La medicina narrativa quindi come potente strumento per costruire buone storie di malattia e di cura con indubbia ricaduta sulla qualità delle prestazioni sanitarie e sociali. La strada tracciata dalla medicina narrativa è che essa possa essere una chiave di lettura per accedere al mutamento organizzativo delle istituzioni sociali, sanitarie e di diritto ad opera di più discipline e dei diversi professionisti che le abitano. Promuovere la riflessività espressa in narrazione sull'esperienza di malattia vissuta stando dall'altra parte, può aiutare a comprendere la disumanizzazione e la standardizzazione del lavoro di cura e di aiuto nelle aziende sanitarie e poter rivedere stili professionali inadeguati cambiando l'organizzazione dall'interno.

## BIBLIOGRAFIA

Malvi, C. (2011). La realtà al congiuntivo. Storie di malattia narrate dai protagonisti, Franco Angeli.

Plutarco (2006), L'arte di ascoltare, Newton-Compton, Roma.

Bert G., Quadrino S. (2002), Parole di medici, parole di pazienti, counselling e narrativa in medicina, il Pensiero scientifico, Roma.

Charon R. (2008), Narrative evidence based medicine, Lancet.

Good, B. (2006), Narrare la malattia, Einaudi, Torino.

Nigri L. (2013), Metamorphoses Medici che si ammalano, Pellegrini.

Taramelli M. ( 1998), L'unità Spinale Unipolare. Un progetto per la prevenzione, la cura e la riabilitazione delle persone con lesione midollare, franco Angeli, Milano.

# La poesia haiku nei disturbi del comportamento alimentare

*Simonetta Marucci*

## ABSTRACT

Proprio sperimentando personalmente l'haiku, mi è venuto in mente, con immediata evidenza, che sarebbe stato uno strumento eccezionale per le mie pazienti con disturbi del comportamento alimentare, prigioniere di un corpo a cui non vengono concesse emozioni, di un pensiero ossessivo che non lascia alla mente la possibilità di muoversi in altri spazi. Ho iniziato subito, col primo gruppo di pazienti ricoverate, chiedendo loro di mettersi in ascolto del proprio corpo, delle proprie sensazioni e fissare tutto ciò in un haiku condiviso poi con le altre, in un setting terapeutico settimanale.

La risposta è stata immediata. La profondità e la bellezza del mondo emozionale di queste pazienti che, nella sofferenza rivelata attraverso il sintomo, diventa una incredibile risorsa da poter attivare per il percorso di guarigione.

## LA POESIA HAIKU NEI DISTURBI DEL COMPORTAMENTO ALIMENTARE

"L'anima ha bisogno di un luogo" (Plotino) , è la frase che campeggia in una delle stanze di Palazzo Francisci, a Todi, la prima struttura residenziale pubblica, extraospedaliera, dedicata ai disturbi del comportamento alimentare (DCA).

In un'altra stanza si legge "Volo ut sis", voglio che tu sia quello che sei (S. Agostino). Queste due frasi racchiudono il progetto terapeutico focalizzato intorno alla ristrutturazione della identità, nucleo centrale del disturbo e, a tale scopo, si sono introdotte accanto alla terapia cognitivo comportamentale corrente, tecniche di rilassamento e meditazione, danzaterapia, musicoterapica, teatroterapia, terapia dello specchio, counceling filosofico, e gruppo di poesia haiku.

La multifattorialità delle condizioni che rappresentano i fattori di rischio e di mantenimento dei DCA, richiede un approccio integrato multidimensionale, che permette di ridurre al minimo le terapie farmacologiche, utilizzate solo nei casi in cui si ravvisi una precisa indicazione legata alla presenza di comorbidità psichiatriche, dal momento che non esistono evidenze riguardo alla loro efficacia a lungo termine in queste patologie. L'idea della struttura residenziale Palazzo Francisci nasce dalla necessità di una presa in carico totale dei pazienti, un prendersi cura al di fuori di un ambiente ospedaliero, che è qualcosa che va oltre quello che si intende in genere per terapia. Il cinquecentesco Palazzo Francisci è una vera e propria casa con un'anima, con la sua storia, con i mobili di famiglia e le antiche stoviglie nelle vetrine, i divani vissuti, le foto degli antenati che guardano bonari dalle pareti.

Ogni giorno viene strutturato un programma intenso ed articolato oltre ai pasti assistiti, che rappresentano anch'essi un momento terapeutico in cui gli operatori intervengono nell'aiutare a decodificare ed eliminare i fattori disfunzionali quali lo spezzettamento infinito del cibo nell'anoressia, o l'ingurgitare senza masticare nella bulimia. Ogni gesto deve riacquistare consapevolezza allo scopo di portare alla coscienza ed imparare a gestire i comportamenti e le idee ossessive rivolte al cibo ed al corpo (Marucci, 2016). Oltre alla psicoterapia, si sono strutturate altre attività volte a riproporre la percezione del corpo, delle sensazioni che nascono da esso, e ad accettarle senza giudizio. In una patologia dove il corpo è fortemente idealizzato e non vissuto e percepito, lo scopo delle metodiche proposte è quello di sollecitare dimensioni fisiche dimenticate e sepolte, e riaprire un collegamento corpo-mente, interrotto dalla malattia, e che risulta fondamentale nel processo di ricostruzione della identità. La poesia haiku si rivela uno strumento prezioso, in questo senso, come forma di meditazione sulle emozioni e sulle parole utilizzate per esprimerle.

Una delle ospiti, esprime tutto questo nel suo diario: «*Ora che (il mio corpo n.d.a.) inizia ad ammorbidirsi e a riprendere le caratteristiche di donna, guardo e tocco con tenerezza il mio seno che torna a prendere forma, braccia e natiche più morbide, bisognose di calde carezze. In contemporanea con questo cammino ho avvertito il vibrare dentro di me di corde dimenticate, corde che da tempo nessuno sfiorava, il cui timido suono ora accompagna di nuovo questa mia anima ritrovata. Il corpo parla di me, ma non è il mio schiavo: è un complice da rispettare con cura e accettare come un alleato, non un nemico. Ha la sua storia che cammina insieme alla maturazione interiore. Prenderne coscienza è un buon passo avanti verso la guarigione. Mi sorprendo a commuovermi a questi pensieri. Sono viva!*».

## CORPO ED EMOZIONI

La malattia è il risultato di uno squilibrio emozionale che ha bisogno del corpo per esprimersi attraverso i sintomi, la cui cura però non si esaurisce nel corpo ma si deve rivolgere al riequilibrio degli stati emozionali che ne sono la causa. Il giovedì mattina, dopo il controllo del peso corporeo, momento carico di tensione, aspettative e nel quale avviene l'incontro coi propri fantasmi ossessivi, abbiamo il gruppo di poesia haiku. Si accostano un po' le persiane delle ampie finestre che inondano di luce la stanza, si crea una leggera penombra che rende più facile concentrarsi sulle proprie sensazioni, ci si siede in cerchio intorno al grande tavolo e, sotto la guida della terapeuta, si inizia il viaggio attraverso le intime profondità che l'haiku scopre, nella cattura di un istante denso di emozione. L'haiku è una poesia dalla struttura e dai toni ispirati alla massima semplicità, che affonda le sue radici nella cultura giapponese del secolo XVII, derivando da forme più antiche di componimenti poetici risalenti fino al IV secolo (Arena, 2010). La sua struttura è di 17 sillabe, suddivise in tre versi, 5-7-5. Il soggetto è rappresentato da immagini della natura ispirate alle emozioni che colpiscono l'animo di chi scrive, andando a costituire poi una metafora delle insondabili profondità del vissuto esistenziale. Si potrebbe pensare che una struttura formale così rigorosa possa essere una sorta di costrizione per la creatività del poeta, ma è proprio qui la potenza dell'haiku: essa consente di fissare la sensazione in una immagine che rimarrà per sempre nella memoria. È proprio la lapidarietà che permette di valorizzare e dare significato profondo ad ogni parola ed alla impressione che essa vuole rivelare. Perché inserire l'haiku nel programma terapeutico dei disturbi del comportamento alimentare? Una delle caratteristiche patologiche fondamentali del DCA è la presenza di un pensiero ossessivo focalizzato sul corpo, sulle forme corporee, sul peso e sul cibo, tale da invadere l'intero vissuto del paziente e da non lasciare spazio per altre esperienze esistenziali. Esprimere un'emozione presuppone un ascolto delle sensazioni evocate a livello del corpo, unico teatro della rappresentazione della vita emozionale, e farlo in sole 17 sillabe, in tre versi non legati da nessi logici, induce a semplificare l'espressione ed il pensiero che c'è dietro, togliendo il superfluo, le sovrastrutture, riducendolo all'essenziale. La contestualizzazione in una immagine della natura, permette di fermarsi a cogliere le proprie sensazioni in un "qui ed ora" che le fisserà in un quadro di struggente bellezza e semplicità che non sarebbe possibile esprimere attraverso il pensiero razionale. Nella poesia haiku, ognuno può essere contemporaneamente autore e lettore ed è questa dinamica che si realizza nei gruppi terapeutici di Palazzo Francisci. Sopra la cassapanca all'ingresso della casa, c'è una scatolina di cartone a forma di cuore a cui i pazienti, nel corso della settimana, affidano le loro emozioni fissate in un haiku scritto in un bigliettino ripiegato più volte, quasi a racchiudere un prezioso segreto. Il giovedì si apre la scatolina e si prende un haiku a caso, anonimo o firmato, non importa. La lettura dell'haiku, nel silenzio profondo necessario a coglierne le impressioni, rappresenta un momento di condivisione di emozioni che appartengono a tutti, chiunque sia stato a evocarle. Ciascuno esprime, in una sorta di brain storming, la propria risonanza, derivante dalla proiezione del proprio vissuto sulla impressione derivante dall'immagine suggerita dal componimento poetico.

## IL SENSO DELL'HAIKU

«L'haiku non grida, ma sussurra all'orecchio», dice un poeta giapponese.

Perché si attribuisce un valore terapeutico all'haiku?

Nella sua composizione, si parte dall'ascolto delle proprie sensazioni legate ad contesto naturale. Ci si riferisce a sensazioni semplici, legate alle percezioni dei sensi (vista-udito-tatto-olfatto-gusto) che sono gli elementi di base di conoscenza del mondo, sui quali si fonda l'esperienza che poi verrà percepita ed elaborata dal sistema cognitivo. Tra l'esperienza sensoriale e l'interpretazione cognitiva c'è il centro delle emozioni, il sistema limbico, che conferisce ad ogni tipo di esperienza una coloritura emozionale. Nel DCA avviene una interruzione della comunicazione tra questi tre versanti della conoscenza del mondo e, quindi, di sé stessi: si realizza un dominio assoluto della parte mentale, con un ipercontrollo di tutte le funzioni (mangiare, vomitare, utilizzare lassativi, diuretici, essere iperattivi) ed il corpo, non più autorizzato ad esprimere i propri bisogni, è solo l'oggetto di questo controllo. Il sistema emozionale, schiacciato in questo conflitto tra mente e corpo, esprime il suo disagio con un grande senso di sofferenza, che culmina in disturbi comportamentali spesso molto gravi. Nell'haiku si parte dell'ascolto delle sensazioni del corpo, delle emozioni che evocano e, dovendole poi esprimere in un linguaggio verbale, è necessario connettere ad esse la parte cognitiva e razionale, dandole però un ruolo espressivo, metaforico, e non interpretativo e giudicante. Si ricrea così, gradualmente, la comunicazione tra corpo, emozione e pensiero, ripercorrendo vie interrotte ma non scomparse. È come riaprire un sentiero coperto da rovi ed arbusti poiché nessuno ci è più passato da tempo: il sentiero era lì anche prima, basta solo riportarlo allo scoperto. Il processo che porta alla liberazione dal giudizio va di pari passo alla acquisizione della consapevolezza ed offre nuove prospettive esistenziali e nuove soluzioni legate alla riscoperta delle proprie risorse personali e delle proprie qualità. Corpo, mente, cervello e comportamento risultano indissolubilmente legati e, nel disturbo del comportamento alimentare, si verifica una perdita del dialogo tra tutti questi elementi, per ricomporre il quale è necessario superare la dicotomia che ancora persiste in terapia, tra cura del corpo e cura della mente.

Le conoscenze attuali che ci fornisce la PNEI e gli studi sulla plasticità neuronale, cioè la capacità del cervello di plasmarsi sulla esperienza e sugli stimoli che vengono forniti, conferma che la materia cerebrale è influenzata dalla attività mentale allo stesso modo in cui l'attività mentale è condizionata dalla materia, non solo neuronale ma di tutto l'organismo nel suo insieme. Il dialogo ritrovato tra emozioni e pensiero impedisce che esse si riversino sul corpo. Lo esprime L., raccontando il suo incontro con l'haiku: «*un giorno presa dalla disperazione, con tanta spontaneità ho buttato giù ciò che il mio stomaco voleva dire perché è lì che si bloccano tutte le emozioni, ed è tanto liberatorio, seguita da una fase più razionale perché non è come una tela dove i colori possono spargersi, diluirsi liberamente, per definirlo haiku bisogna scegliere le sillabe giuste e quindi modificare, riformulare, ristrutturare con sinonimi, tagli e cuci le parole scritte tutte d'un fiato. La rabbia che sfoghi con l'haiku non fa male come pugni contro le pareti, tagli e incisioni sulle braccia, anzi ha poi un effetto rilassante e ti permette di capire cosa stai provando. Se adesso rileggessi tutti gli haiku scritti in ordine cronologico potrei tracciare una sorta di biografia emozionale oscillante vissuta all'interno della residenza, da rabbia furibonda verso me stessa e il mondo esterno, dalla sfiducia nel trattamento ai primi segni di resa e affidamento*».

*Di fronte a me*
*Querce e sassi, mentre*
*Piccola guardo.*

*Corpo gonfiato*
*E animo irrequieto*
*Avvolgono l'ira.*

Nel gioco tra emozione e pensiero, tra sistema limbico e corteccia prefrontale, tra impulso e ragionamento, i circuiti cerebrali cognitivi sono il frutto della sintesi di tutti questi elementi (Davidson, 1999).

Non è il pensiero che affligge la mente ma l'emozione che lo accompagna, ed occorre entrare dentro le emozioni per acquisire consapevolezza. Si incomincia ad accettare le proprie emozioni, ad autorizzare il loro esprimersi attraverso il corpo, a far cadere l'attaccamento al sintomo ed al senso di potere che esso conferisce, ad amarsi senza pregiudizi, ad armonizzare il conflitto tra mente e corpo. Il corpo, il rapporto con il cibo, si trasformano nel punto da cui inizia il cambiamento insito nella guarigione.

Tutti i sensi sono rappresentati nell'haiku.

Esso permette di reinterpretare le sensazioni fornendo un ascolto non giudicante del corpo, aiuta ad accogliere ed amare quelle parti di sé ritenute, in precedenza, sgradevoli, mettendo così sempre più distanza tra sé ed il sintomo.

*Sono in fuga*
*Tutte le immagini*
*Nei miei occhi*

*Eppur silenzio*
*In questo assordante*
*Frastuono*

*Ogni mattina*
*Una fragranza di caffè*
*Su dalla moka*

*Cremisi è*
*Profumata la rosa*
*Eppure punge*

*Sedia vuota*

*Nel giardino immenso*
*Colmo di nebbia*

L'haiku non equivale ad una psicoterapia, né la può sostituire, ma ne diventa un complemento indispensabile poiché permette una maggiore accessibilità alle terapie psico-comportamentali attraverso una stabilizzazione dell'umore ed una minore difficoltà a prendere contatto con la propria coscienza. La semplicità di queste tecniche le rende facilmente applicabili in molte situazioni cliniche in cui gioca un ruolo importante lo stress. Imparando a centrarsi sul proprio corpo come sorgente di sensazioni che chiedono di essere ascoltate senza necessariamente dare ad esse un significato o pretendere di modificarle, si apprende, con la stessa immediatezza, a seguire il pensiero, dal momento in cui nasce a quando passa e si allontana dalla mente, allenandosi ad osservarlo senza giudizio, concentrandosi sul momento presente, sul qui ed ora. Un pensiero torna ad essere solo un pensiero e, prendendo atto della fugacità e transitorietà di ogni sensazione, si impara a non provare desideri o avversioni, a non scacciare né coltivare quanto si percepisce. Il pensiero si spoglia così della importanza che lo rende invasivo, ossessivo, e perde di realtà. Non c'è alcun obiettivo da raggiungere: lo scopo è la consapevolezza costante di sé stessi, la riscoperta delle qualità più profonde, la fiducia nelle proprie qualità lasciandosi andare alle sensazioni che il proprio corpo esprime. Il corpo offre un riferimento di base alla mente e contribuisce, attraverso i segnali cenestesici e sensoriali, a fornire un contributo fenomenico per la definizione del "sé" (Edelman, 2004) e degli stati di coscienza, i quali assumono una contingenza non potendo essere separati dal momento e dalla modalità con cui vengono vissuti. Quando si comincia a prestare attenzione alle sensazioni ed a coltivare la coscienza, la visione del mondo cambia e si cominciano a percorrere, in modo del tutto naturale e senza sforzo, delle vie che supportano stili di vita sani, e che conducono alla guarigione.

Le parole delle stesse pazienti sono le più efficaci per comprendere questo percorso. Scrive B.: *«Ora i miei haiku sono lo specchio di occhi che hanno riscoperto la pienezza della vita, anche a volte nei suoi aspetti soffocanti, capaci di oscurare tutto».*

Scrive L.: *«Il loro valore terapeutico, nel mio caso, non ha avuto eguali. Mi ha aiutato a tirare fuori, nei momenti più bui ma anche in quelli piacevoli, ciò che avevo dentro. Ciò che sentivo in me ma a cui non sapevo dare un nome e non riuscivo neanche a riconoscere. L'importante non è capire ma sentire, far uscire ciò che si sente "di pancia"».*

La guarigione, intesa non come scomparsa della malattia, ma come un cambiamento profondo che deve integrare la stessa malattia nella storia del soggetto.

## BIGLIOGRAFIA

Arena L.V. (2010). Haiku, Rizzoli, Milano.

Davidson R.J., Irwin W. (1999). The functional neuroanatomy of emotion and affective style, Trends in Cognitive Science, 3, pp. 11-21.

Edelman G.M. (2004). Più grande del cielo, Einaudi, Torino.

Marucci I. S., Dalla ragione L. (2016). L'anima ha bisogno di un luogo, Tecniche Nuove, Milano.

## RIGUARDIAMOCI: ESPERIENZA NARRATIVA DI GRUPPO IN CONTINUITÀ ASSISTENZIALE

*Tania Milletti*
*ASL Umbria*

## ABSTRACT

Nel periodo tra marzo 2020 e aprile 2021, si è svolta una esperienza di gruppo con metodi di medicina narrativa che ha coinvolto gli operatori del servizio di continuità assistenziale di Todi (Perugia). L'animo di questo intervento è quello di evidenziare come sia possibile fare medicina narrativa sul territorio, coinvolgendo gli stessi operatori del servizio adeguatamente formati ed una piattaforma online. Il percorso effettuato aveva lo scopo di creare una identità di gruppo che consentisse di condividere i vissuti della fase emergenziale in una cornice di sostegno reciproco. I metodi narrativi utilizzati hanno consentito di lavorare in gruppo elaborando tali vissuti ed hanno rafforzato le relazioni tra colleghi migliorando nella percezione dei partecipanti sia la vita lavorative che extralavorativa prevenendo un accumulo di stress e quindi svolgendo prevenzione nei confronti del burnout e del disturbo post traumatico da stress.

## TESTO

Nel contesto della pandemia da covid è stata promossa una esperienza di gruppo che ha coinvolto in maniera spontanea e sperimentale l'equipe di continuità assistenziale nella sede di Todi, facente parte del distretto della media valle del Tevere, in provincia di Perugia. Attraverso questo percorso, da marzo 2020 ad aprile 2021, è stato possibile portare alla luce dei bisogni emergenti nel contesto pandemico e dare loro una risposta in una forma di gruppo che ha utilizzato strumenti di medicina narrativa.

La medicina narrativa è una pratica di cura strutturata che ben si presta a sostenere il lavoro dell'operatore sanitario, maggiormente in un contesto emotivamente coinvolgente. Non si configura come un benevolo atteggiarsi tra operatori e con il malato e nemmeno come uno scambio di riflessioni tra amanti della letteratura e delle arti , ma come intervento clinico assistenziale che utilizza elementi mutuati dagli studi letterari ed artistici e che rafforzano la pratica di cura dell'operatore e del malato (Charon, 2019). L'animo di questa esperienza è stato quello di portare all'attenzione come sia possibile fare medicina narrativa sul territorio utilizzando come risorse gli stessi operatori sanitari adeguatamente formati o motivati ed una piattaforma online (Zoom in questo caso). In tal modo si possono raggiungere obiettivi quali la prevenzione del burnout ed il miglioramento delle performance lavorative in una cornice di maggior benessere generale dell'operatore. Tale modalità può trovare applicazione nel contesto delle riunioni di equipe del servizio e altresì nell'ambito della formazione del personale sanitario. Dall'analisi dei bisogni emersi durante il lockdown si evidenziava una realtà lavorativa in divenire nella quale non era più possibile lavorare come prima e forse neanche essere più come prima. Le peculiarità del servizio di continuità assistenziale quali il lavoro svolto in totale o parziale solitudine, venivano esacerbate dall'isolamento sociale e familiare imposto dalla pandemia ed accrescevano negli operatori la necessità di incontro e confronto. Nel gruppo di lavoro le criticità che si imponevano erano correlate alle nuove esperienze di contatto (e di non contatto) con i pazienti nella struttura del servizio Asl. Le visite ambulatoriali venivano svolte previo triage e aumentavano i contatti telefonici con l'utenza. Specialmente nella fase iniziale di lockdown, inoltre, la sensazione di impotenza era legata alla carenza di DPI e di linee guida per la gestione territoriale dell'emergenza: le notizie si susseguivano in rapido mutamento, sempre soppiantate da nuove indicazioni spesso poco chiare e dal "sentito dire". Inoltre, nel servizio di continuità assistenziale , si evidenziava la mancanza del senso di appartenenza ad una comunità ampia e coesa. L'identità di gruppo, già carente per le peculiarità del servizio, poteva essere messa in pericolo (come è poi avvenuto) dalla malattia dei colleghi per covid o dallo spostamento della forza lavoro nei settori nati per fronteggiare la pandemia (USCA). Il gruppo di operatori sanitari può trovarsi in difficoltà non solo per il turnover, la scarsità e la perdita di personale, ma anche per le reazioni emotive generate dalla questione pandemica. In particolare la paura e la scarsità di risorse a disposizione per fronteggiare l'emergenza espongono il medico a dubbi continui riguardo la natura e le modalità di assistenza e cura, condizionando il rapporto con il paziente. Le conseguenze emotive più importanti sono legate al senso di responsabilità verso ciò che accade e dunque alla paura di contagiare pazienti e familiari. A ciò si aggiunge la vulnerabilità nel poter essere contagiati e la perdita di controllo ovvero la sensazione di impotenza di fronte all'emergenza. Queste tempeste emotive possono mettere l'operatore a rischio di burnout e di disturbo post traumatico da stress, attraverso la messa in atto di difese psichiche non adattive quali la rimozione, la negazione e l'evitamento. Non vi è dubbio sul fatto che negli ultimi due anni i vissuti emotivi dell'operatore sanitario abbiano trovato poco spazio per essere condivisi, generando malessere psicofisico ed una generale sensazione di estraneità nell'operatore all'interno del gruppo di lavoro, con una inevitabile ripercussione negativa sulla sua qualità di vita e quindi sulla qualità dell'assistenza all'utenza (Orrù, 2021). Che l'impatto della pandemia abbia peggiorato lo stato di salute psicofisica dei medici, lo dimostra anche una recente indagine svolta dall'Istituto Piepoli per la Federazione nazionale degli ordini dei medici chirurghi e degli odontoiatri presso un campione di 500 medici italiani, intervistati tra il 21 e il 28 marzo 2022. Di questi, il 71% ha avvertito una crescita di stress (tra i medici del territorio la quota di stressati raggiunge il 90%) mentre 1 su 10 ha addirittura riscontrato problemi di salute che prima non aveva. In particolare il 24% dei medici di continuità assistenziale contro il 10% dei medici di famiglia ha riscontrato fastidi o problemi di salute che prima non aveva. Inoltre la maggioranza (58%) dei medici del territorio non si è sentita al sicuro sul posto di lavoro (FNOMCEO, 2022).

Per affrontare le criticità fin qui esposte, nel servizio di continuità assistenziale di Todi, in affiancamento alle consuete riunioni di equipe di CA, sono stati effettuati degli incontri online a frequenza settimanale utilizzando la piattaforma Zoom, sposando la formula del gruppo aperto e di quello di mutuo aiuto, in una totale simmetria di ruoli e con la presenza di un facilitatore che aveva il compito di organizzare e tenere gli incontri. Dei 7 titolari della sede di Todi, 5 hanno aderito fin da subito al progetto, per poi arrivare in 4 alla fine. Gli incontri si sono svolti con l'obiettivo di condividere il disagio emotivo nell'ambiente di lavoro ed elaborarlo, rafforzare l'identità individuale, di gruppo e di ruolo dell'operatore sanitario e prevenire il burnout del personale migliorando così anche il rapporto con l'utenza. I metodi, come precedentemente accennato, sono stati mutuati dalla medicina narrativa, che costituisce una metodologia utile a meglio definire e personalizzare le decisioni diagnostiche, terapeutiche e riabilitative ed inoltre costituisce un valido percorso di formazione per l'operatore della salute che si mette in gioco e si "racconta" sviluppando una capacità di ascolto e comprensione più profonda di se stesso e del malato che incontra. In particolare nel lavoro di gruppo è stata utilizzata la narrazione delle esperienze degli operatori nel periodo particolare della pandemia, come integrazione cognitiva di vissuti ad alto tasso di coinvolgimento emotivo. Sono stati utilizzati video e materiale fotografico come strumenti di riflessione ed inoltre la scrittura riflessiva a partire da uno stimolo (prompt) per dare forma e dignità ai pensieri del medico (es. Questo viaggio insieme). Per dare riscontro a quanto sperimentato, pur in una piccola realtà territoriale, è stato somministrato un questionario sia ai partecipanti, sia a chi per questioni personali non ha potuto prendere parte agli incontri. Il questionario era costituito da tre domande a risposta aperta riferite all'utilità dell'esperienza di gruppo per la vita lavorativa ed extralavorativa e se essa avesse determinato qualche cambiamento nelle modalità del gruppo stesso nell'affrontare la pandemia in corso. Le risposte ottenute hanno sottolineato come sia stata importante la condivisione di vissuti in gruppo, attraverso il sostegno in una cornice di assenza di giudizio. Ne hanno giovato la vita lavorativa ed extralavorativa, poiché è stato evitato un accumulo di stress eccessivo. Concordemente si è rilevato che il poter contare sul supporto altrui abbia rafforzato le relazioni tra colleghi ed abbia reso tutti più consapevoli e sicuri nel portare avanti una pratica di cura vicina alle esigenze del paziente e dell'operatore sanitario.

## BIGLIOGRAFIA

Charon R., (2019). Onorare le storie dei pazienti, Raffaello Cortina ed.

FNOMCEO (2022). La condizione dei medici a due anni dall'inizio della pandemia da covid-19-risultati indagine quantitativa, Aprile 2022

Orrù, G; Marzetti, F, Conversano, C; Vagheggini, G; Miccoli, M; Ciacchini, R; Panait, E; Gemignani, A. (2021). Traumatic Stress and Burnout in Healthcare Workers during COVID-19.

INVERNO

# Medicina narrativa e conflitto in sanità

*Sergio Ardis*
*Segratario Nazionale SIMeN*
*Segretario Nazionale GIF Salute Positiva*
*Docente Senior Kalamazoo Consensus Statement Italia*

Oggi più che mai avremmo bisogno di una medicina, possibilmente di origine naturale, che sia in grado di migliorare il decorso delle malattie acute, come un banale raffreddore, e di quelle croniche come per esempio il diabete, di rendere i pazienti più soddisfatti delle cure ricevute, meno ansiosi e più capaci di gestire la propria malattia e la propria salute. Sarebbe necessario anche un effetto positivo sull'aderenza ai trattamenti, ovvero fosse d'aiuto per prendere con costanza i farmaci prescritti, specialmente nelle malattie croniche come per esempio l'ipertensione o l'asma. Ma avremmo bisogno anche che questa medicina aiutasse i sanitari a fare meno errori e diminuisse la propensione alla conflittualità che oggi determina una forte spesa pubblica e privata. Sarebbe utile che questa medicina aiutasse anche i sanitari a prevenire un male sempre più diffuso che li colpisce, il burnout. Gli studi scientifici ci dicono che una simile medicina esiste ed è fatta da tante componenti che agiscono insieme.

La conflittualità in sanità è un tema sempre più pressante per i sanitari, gli amministratori i politici e tutti i cittadini che ha ripercussioni negative di vario tipo. Questa, infatti, aumenta il clima di sfiducia dei cittadini generando un circolo vizioso e al contempo, determina un consistente aumento della spesa sanitaria sia per gli effetti diretti legati ad un aumento della spesa assicurativa, sia perché genera un nuovo fenomeno: la medicina difensiva. Questa consiste un eccesso di prescrizioni diagnostiche e talvolta terapeutiche che i sanitari e soprattutto i medici mettono in atto con la sola finalità di proteggersi da possibili conseguenze legali.

Oggi la medicina è basata sulle evidenze e abbiamo evidenze di efficacia per analizzare gli effetti desiderati descritti a favore della relazione empatica, dell'ascolto, delle abilità relazionali e comunicative che favoriscono la cura e a favore della comunicazione centrata sulla persona. Studi pubblicati sulla letteratura scientifica e report delle amministrazioni sanitarie nel mondo ci permettono di affermare che spesso la conflittualità in sanità nasce o è sostenuta da deficit relazionali. Per esempio, un primo studio risalente 1994, condotto negli Stati Uniti, dove le conflittualità giudiziarie erano già un forte problema in quegli anni, ha utilizzato le narrazioni di pazienti che avevano fatto causa ai medici per comprendere cosa aveva contribuito a generare le azioni giudiziarie. Lo studio ha utilizzato la trascrizione di 3.787 ore di deposizioni. Addirittura, nel 71% dei casi sono stati identificati problemi relazionali che hanno facilitato la denuncia per ottenere il risarcimento. Nel 26,4% dei casi le informazioni erano state disfunzionali, nel 28,9% dei casi era stato svalutato il punto di vista del paziente o dei familiari, nel 31,6% dei casi la comunicazione con i sanitari è mancata dopo l'evento avverso. Nel 13,1% dei casi è mancata la comprensione del punto di vista del paziente.

L'analisi dei reclami giunti al Difensore civico, in uno studio recente del 2017, dimostra che la metà dei problemi segnalati è di tipo relazionale. In linea con i risultati della letteratura scientifica, sono anche i report annuali dei difensori civici regionali in alcune regioni italiane.

Nel Dizionario italiano di medicina narrativa, l'empatia è definita come «un comportamento generato da una condizione cognitiva che include abilità di pensiero, attitudini emotive e capacità di distinguere nella relazione il proprio sé dall'altro e che è in grado di produrre effetti positivi su entrambe le parti della relazione». Questi effetti positivi riguardano anche la conflittualità nella diade sanitario e paziente. Per esempio, un trial, pubblicato nel 2017 negli Stati Uniti, ha dimostrato che anche solo due frasi empatiche durante una visita in pronto soccorso possono diminuire l'attitudine dei pazienti a denunciare i sanitari. Lo studio ha dimostrato anche che il tempo di visita non veniva allungato significativamente della due frasi empatiche. Inoltre, i pazienti a cui veniva mostrata empatia tendevano a dare un giudizio migliore del medico empatico che li aveva visitati e con maggior frequenza dichiaravano che lo avrebbero voluto come curante.

Nel 2007 uno studio canadese ormai famoso ha dimostrato che i medici che ottengono valutazioni migliori per la comunicazione durante l'esame di abilitazione, negli anni successivi vanno incontro ad un minor numero di cause legali. Quindi la medicina che stiamo cercando esiste già! La medicina narrativa è fatta di ascolto della storia, in un contesto relazionale attento ai bisogni del paziente, da sanitari che hanno acquisito abilità empatiche e imparato ad utilizzare la comunicazione centrata sul paziente. Il momento di mettere a disposizione di tutti i medici questa medicina per i loro pazienti è adesso.

## Valutazione quali-quantitativa di esito dell'approccio narrativo in psichiatria attraverso un processo verificabile: un case report

*Ubaldo Sagripanti*
*AV3 Marche*

Durante il secondo lockdown, da marzo a giugno 2021 in una comunità residenziale per pazienti psichiatrici affetti da disturbi mentali severi della Regione Marche è stata condotta una ricerca (Sagripanti 2021) nella quale venivano arruolati sei pazienti cui veniva somministrato un protocollo narrativo della durata di 16 settimane parallelamente a un gruppo di controllo di altrettanti soggetti che proseguivano nel loro consueto iter riabilitativo. Il protocollo narrativo prevedeva che ognuno raccontasse la propria esperienza circa un deter-minato argomento scelto in precedenza insieme a tutto il gruppo, durante il racconto gli altri potevano ascoltare e fare domande al narratore senza però introdurre propri contenuti; ogni argomento prevedeva quindi sei narratori per sei incontri che componevano ogni sessione. Gli incontri erano facilitati da un educatore professionale. Allo stato iniziale, durante e al termine dello studio venivano somministrate ai due gruppi rating scale relative all'andamento clinico (BPRS); alla valutazione di efficacia dell'intervento (CGI); al funzionamento globale (GAF); alla qualità della vita (EuroQl) che consentivano una una valutazione quantitativa dell'evoluzione di tutti i partecipanti, mentre al gruppo dei narratori veniva proposto anche un questionario narrativo non ancora validato ma atto a raccogliere dati qualitativi; infine veniva richiesto un testo libero sull'esperienza vissuta.

Il seguente case report è relativo ad uno dei narratori arruolati nella ricerca. Paziente maschio, di 50 anni con diagnosi di schizofrenia paranoide a decorso continuo (DSM V criterio F20.9); padre deceduto a 57 aa per neoplasia, madre affetta da schizofrenia deceduta a 60 anni per ictus cerebrale. Esordio del disturbo all'età di circa 20 anni durante il servizio di leva quando avviene il primo ricovero. Negli anni seguiranno altri ricoveri anche in regine di TSO e periodi di permanenza in strutture riabilitative. Il quadro clinico attuale è prevalentemente rappresentato da deliri a carattere mistico, allucinazioni uditive e bizzarrie comportamentali. Dall'anamnesi emerge una fenomenologia clinica sostanzialmente invariata ad eccezione delle allucinazioni, che in passato, sono state anche a carattere imperativo. Viene accolto nell'attuale struttura residenziale all'età di 45 anni; si è ben integrato nel contesto e dall'ingresso non vi sono state riacutizzazioni. Non si riscontrano altre patologie in atto. La diagnosi standardizzata, la storia e l'evoluzione clinica farebbero supporre un livello di gravità e compromissione tali da rendere scarsamente prevedibile la produzione di un testo libero con forma e contenuti facilmente condivisibili, tuttavia il soggetto ha partecipato volentieri allo studio e prodotto il seguente testo: «*Eravamo strani ragazzi un po' ognuno immersi nei propri problemi, non era facile capire cosa ci faceva soffrire ma tutti volevamo un felice avvenire o di amicizia o di coppia ma sempre con il vento in poppa. Senza volerlo dopo aver girato diversi reparti ci siamo tutti ritrovati in una comunità dove ognuno di noi ha dovuto cercare di rinnovarsi*». Sul piano qualitativo, attraverso gli strumenti della medicina narrativa, possiamo constatare una narrazione imperniata sul vissuto di malattia, alla "illness" intesa da Kleinmann come «i significati attribuiti dalla persona alla sua condizione di salute, esperienze e vissuti legati alla sua condizione di salute» (Covelli V. 2017), che nello stesso tempo, si colloca nelle narrazioni di ricerca quest narrative di Frank come: «[…] Le persone che raccontano in questo modo hanno il controllo della loro vita anche nel caso in cui la loro condizione di salute non migliorerà […] e desiderano condividere la loro storia con le altre persone allo scopo di aiutare gli altri che stanno vivendo la loro stessa condizione» (Covelli V. 2017). Sul piano quantitativo le scale di valutazione hanno mostrato un miglioramento dei punteggi della BPRS prevalentemente riguardo l'appiattimento affettivo ma anche sulle dimensioni di ostilità, sospettosità e sentimenti di colpa. La CGI ha mostrato un incremento dell'indice di efficacia; la GAF un miglioramento del funzionamento globale e l'Euro QoL un modesto miglioramento della qualità di vita percepita.

I risultati qualitativi e quelli quantitativi si integrano in modo coerente indicando un miglioramento clinico parallelo all'incremento di una capacità narrativa in grado di esprimere risorse insospettate e di grande potenzialità sul piano della recovery. Il case report diviene così suggestivo di una specifica proprietà del narrarsi come strumento riabilitativo capace di riattivare risorse affettive che la grave patologia aveva compromesso ma non estinto. Coerentemente Ciompi sostiene la presenza di «[…] un binario affettivo-cognitivo, che nell'infanzia e nella gioventù è stato chiaramente alimentato da un grande interesse affettivo, ma poi si è apparentemente svuotato nel generale appiattimento dei sentimenti della psicosi cronica. Il fatto che si possa riuscire a riattivare un tale nascosto binario del sentimento, del pensiero e del comportamento dopo una latenza di molti anni, rivela inoltre che le considerevoli riserve di affettività o, per meglio dire, di energia, perfino in tali malati possono rimanere celate sotto una spessa corazza di indifferenza» (Ciompi, 2001).

Il raccontarsi riattiva il binario nascosto attraverso un particolare stato mentale che Morin descrive come «una capacità mimetica dello psichismo che suppone uno stato secondo che chiamo semi-trance, in cui cooperano l'inconscio e la coscienza. L'autore non è necessariamente consapevole di ciò che contiene la sua opera perché quest'opera viene da uno stato secondo in cui la creatività ha superato la sua coscienza» (Morin, 2019). Ciò non accade solo al romanziere ma anche a chiunque capiti di rileggere un proprio scritto dopo anni. Il case report presentato e i risultati dello studio depongono per l'efficacia dell'approccio narrativo in pazienti con disturbi mentali severi e per la validità dell'integrazione degli strumenti della EBM con quelli della medicina narrativa al fine di poter accedere con maggiore appropriatezza alla complessità naturale e alla dinamica evolutiva dell'uomo malato. Durante il periodo di lockdown in cui è stato condotto lo studio di cui fa parte il presente caso non si sono verificate riacutizzazioni, non sono state necessarie modifiche delle terapie psichiatriche e tutti i soggetti interessati hanno presentato documentato un miglioramento clinico piuttosto che il prevedibile peggioramento dovuto allo stress pandemico (Kozloff, 2020; Sánchez-Guarnido, 2021).

## BIGLIOGRAFIA

Ciompi L. (2001). I fondamenti emozionali del pensiero. CIC Edizioni Internazionali.

Covelli V. (2017). Approcci, metodi, disegni, strumenti: il punto di partenza per una riflessione metodologica. In Covelli V. (ed) Medicina Narrativa e Ricerca. Libellula Edizioni

Kozloff, N., Mulsant, B., H., Stergiopoulos, V., Aristotle, N., Voineskos, A., N. (2020). The COVID-19 GlobalPandemic: Implications for People with Schizophrenia and Related Disorders. Schizophr Bull, 8;46(4):752–757.

Morin E. (2019) sull'Estetica. Raffaello Cortina Editore

Sagripanti U.,Pietracci S., Paolucci C., Scipioni B., Divisi R., Monterubbiano M. (2021) Effectiveness dell'intervento narrativo sulle dimensioni psicopatologiche e sull'evoluzione clinica di pazienti psichiatrici residenziali durante la pandemia da COVID-19. Psichiatria e Psicoterapia (2021) 40, 4, 176- 198

Sánchez-Guarnido, A., Hidalgo, N., Arenas de la Cruz, J., Esteban, I., Mondón, S., Herruzo, C. (2021). Analysis of the Consequences of the COVID-19 Pandemic on People with Severe Mental Disorders. Int J Environ Res Public Health, 13;18(16):8549.

# LA MEDICINA NARRATIVA NELLE CURE PALLIATIVE: UN PROGETTO INNOVATIVO CHE AMBISCE A DIVENTARE MODELLO

*Danila Zuffetti*

## INTRODUZIONE

Dal 2015 lavoro nell'ambito della geriatria e delle cure palliative come educatrice ed esperta di medicina narrativa. In questo lasso di tempo ho iniziato ad elaborare e sviluppare un progetto di medicina narrativa per le persone prese in carico dalle Unità di cure palliative e hospice. Inizialmente il progetto prevedeva la mia presenza in maniera ridotta, ma con il passare del tempo, anche attraverso la risposta e la richiesta da parte dei familiari e dei pazienti, il mio intervento ha assunto modalità strutturate e costanti, permettendomi di divenire un membro effettivo dell'equipe. La medicina narrativa porta a valorizzare la storia, l'esperienza e i vissuti di una persona in un processo di condivisione e coinvolgimento nelle cure e rappresenta il riconoscimento della testimonianza del malato e del proprio familiare. Il paziente in fase avanzata di malattia necessita di instaurare un rapporto autentico con l'operatore al quale affida la propria storia di vita per co-costruire un percorso di fine vita con dignità e qualità. Il lavoro d'equipe e lo scambio con i caregiver diventano elementi essenziali per la realizzazione di tale progetto. Ad oggi risulta essere l'unica esperienza italiana di questo tipo. Per realizzare questo progetto occorrono formazione, competenze ed esperienza, sia in ambito di cure palliative che in ambito di medicina narrativa.

## OBIETTIVO

Il progetto di medicina narrativa per le cure palliative, che ho intenzione di esportare in altre realtà nazionali ed internazionali ha come primo obiettivo quello di migliorare la qualità di vita delle persone prese in carico dalle unità di cure palliative e di favorire l'autodeterminazione della persona.

## METODI

I pazienti e i loro familiari hanno la possibilità di avvalersi quotidianamente della medicina narrativa attraverso la presenza dell'esperto che, con l'utilizzo di diverse modalità, raccoglie le narrazioni che diventano parte integrante della pratica clinica ai pazienti viene inoltre somministrata una scala validata per le cure palliative al fine di misurare l'efficacia del percorso di medicina narrativa.

## RISULTATI

L'importanza della medicina narrativa nei contesti di cure palliative per facilitare le scelte etiche e per valorizzare la dimensione spirituale, si evince dalle narrazioni stesse delle persone, e dai risultati dei questionari di scale validate che mostrano in che modo l'utilizzo della metodologia della medicina narrativa nel progetto in questione, abbia influito sul benessere totale della persona, diminuendo ansia, distress, perdita di senso e autostima, favorendo e facilitando le scelte autonome, etiche e la consapevolezza di diagnosi e prognosi.

## CONCLUSIONI

La partecipazione al progetto di medicina narrativa nelle cure palliative, condotto dall'educatore esperto, permette altresì di indagare sul senso e le finalità che esso assume nella vita delle persone in fase terminale. Viene posta l'attenzione sull'importanza della medicina narrativa per raggiungere consapevolezza e consenso informato progressivo. Le narrazioni dei malati integrano la presa in carico dei pazienti da parte dell'equipe e offrono la possibilità al malato stesso di cambiare il proprio grado di consapevolezza, di accettazione della malattia e dei propri desideri di cura. Utilizzare tale metodologia rappresenta una risorsa anche per i professionisti che possono avvalersi di questo strumento per narrare le proprie esperienze da curanti e, al contempo, migliorare lo scambio e il confronto con i colleghi, creando connessioni con essi. Personalmente auspico che tale modello, frutto di studio, impegno, esperienza e dedizione, venga riconosciuto e da me insegnato e applicato anche in altri contesti di cure palliative e cronicità. Il progetto, presentato in diversi congressi internazionali ed apprezzato da vari comitati scientifici, per le sue peculiarità, ambisce a diventare un modello di cura, che utilizza la medicina narrativa nelle realtà che si occupano di cure palliative. In un'ottica di umanizzazione delle cure, i pazienti in condizioni di terminabilità a medio o breve termine e i propri familiari, hanno il diritto di beneficiare di una metodologia di intervento clinico-assistenziale che possa influire sul benessere totale della persona e sulla qualità della vita residua.

# C'è guerra e guerra. C'è modo e modo

*Alessandra Schieppati, Marisa Del Ben*
SIMeN

*«Ogni tanto je do un pizzico, pe' prova' a svejallo. Pare che dorme a occhi aperti, ma se po' rimane' così? Ma che malattia è? No vive e no mòre.»* Nella citazione Mencarelli parla di un padre e del figlio in stato vegetativo. Il lockdown del 2020 è stato un periodo in cui la vita si è irrigidita diventando a volte mera sopravvivenza. Il contesto è la pandemia: la metafora della guerra, i cambiamenti continui, la confusione. Da quel periodo abbiamo imparato. Demetrio scrive «spesso non ci rendiamo conto di quanto un buon rapporto con il proprio passato e con quello che abbiamo condiviso rappresenti un bene durevole e di

inestimabile valore. Il passato è sempre presente, è già sulla strada che dobbiamo ancora percorrere... anche quando non vorremmo saperne più nulla».

Il titolo *R-esistere* dato da SIMeN alla rassegna di conversazioni svolte durante il 2021 e culminata con il convegno di gennaio 2022, declinava al suo interno una ripetizione che aveva il sapore della speranza: ritornare ad esistere. Tornare ad un'esistenza che avesse al suo interno le note caratteristiche di vivibilità dopo il periodo del caos del mondo. Madera e Cappelletty ci aiutano a comprendere le scelte necessarie nella risoluzione delle crisi. Ogni risposta è sviluppata sulla base di tre fattori. Primo: si può fare solo ciò che si è in grado di fare. Secondo: una risposta si basa su ciò che si sa fare. Terzo: la natura e l'educazione possono imporre limitazioni a ciò che possiamo fare. Dal 2020 l'umanità si è trovata di fronte ad un non noto che ha affrontato con le conoscenze pregresse, le grounded cognitions, adattandole via via che il contesto emergeva dal mare di nebbia. La successione di varianti ha portato ad una forma viziata di resistenza: reificata tra saper fare e saper essere, ancorata alla possibilità di pensarsi solo come scienziati, tecnici, osservatori neutri per dare soluzioni il più possibile replicabili, riducendo il malessere soggettivo ad un bias. Tuttavia il canale delle narrazioni in pandemia è aumentato esponenzialmente per generare una possibilità di contatto, di essere con l'altro e poter raccontare ed ascoltare altre voci. Parafrasando Paolo Trenta, quando l'inaspettato irrompe nel sistema organizzato si produce unicità e ignoto e nascono possibilità. Nei due anni trascorsi, scienza ed esperienza hanno percorso binari convergenti verso la ricerca di una cura, lasciando aperta la questione sulla denotazione di questo termine. Il percorso formativo proposto da SIMeN ha sottolineato il valore della narrazione come proprietà emergente che permette di intrecciare sistemi interpretativi e valorizzare l'etica della cura tra biologia e biografia. La medicina basata sull'evidenza e la medicina narrativa convergono inevitabilmente verso una cura che metta la persona al centro, come ribadito dai relatori del convegno: è la malattia che si studia ma è il malato che si cura; sono necessari percorsi di cura personalizzati, una ricerca che utilizzi l'analisi delle storie dei pazienti per rendere più aderente la cura al caso specifico, il patient journey. Christian Pristipino nella sua lezione "Narrare la complessità" parlando di systems science, sottolinea il cambio paradigmatico: è il pensiero narrativo, citando Bruner, a costituire l'hardware compatibile con tutti i tipi di software situazionali (lavoro, vita privata, etc). Natura e cultura possono essere alleate nel saper cogliere il grido di aiuto degli operatori della cura che quando si fermano si rendono conto che "non abbiamo più umani per lavorare" ricorda Giovanni Mistraletti in un appello accorato. Con Federico Lega si prospetta l'ideazione di un circolo virtuoso in cui la concordance connetta curante e curato, individuo e organizzazione per una congiunzione di obiettivi di benessere. L'educazione alla cura di sé in senso etico e incorporata nel vissuto quotidiano stimola la cultura della corresponsabilità nella cura. Il benessere individuale diviene investimento per un benessere di comunità, un'operazione culturale che può spostare il sistema verso una naturale risonanza tra patient journey e health literacy. La promozione di un simultaneo vantaggio per sé e per l'altro nasce dalla comprensione profonda della valorizzazione, del rispetto dell'identità e della dignità di tutti come protagonisti, sempre, di ogni racconto. Percorrendo la via della complessità durante il convegno è emerso il senso e la concreta possibilità di fare delle ricerche ibride qualiquantitative ovviamente identificando in maniera precisa i dati analitici necessari. La narrazione ha un potente valore trasformativo sia per chi narra sia per chi ascolta: una valenza che va educata con l'allenamento a sviluppare il potenziale dialogico che c'è in ognuno e va guidata verso un atto creativo consapevole. Con SIMeN, l'educazione sanitaria e la prevenzione primaria in quest'ottica integrativa si concretizzano: la formazione attraverso le medical humanities è uno stimolo disciplinato per allenare il nostro cervello ad accogliere le storie delle persone, ad apprendere da esse preparandoci a costruire alleanze terapeutiche e umane, infine a comprendere il valore competente dei pazienti esperti non solo nei contesti della formazione dei sanitari ma anche con gli altri pazienti. Il rischio di pensare ad una medicina narrativa come un'esplosione di parole che emergono come flusso di coscienza è quello di aprire un canale di narrazioni che incistano, ossificano, puntualizza Paolo Trenta. Bisogna evitare un approccio ingenuo. Il passaggio dalla rottura biografica alla risignificazione del sé è obiettivo e dispositivo per generare un processo trasformativo. Realizzare nella pratica clinico assistenziale e nel welfare questa integrazione di metodi concederebbe in modo economicamente sostenibile una direzione rigenerativa non più solo individuale ma collettiva, diminuendo in modo consistente le diseconomie legate alla medicina difensiva ed ai viaggi tra mille pareri. Dal 24 febbraio 2022 si è riacceso il terrificante e terrorizzante scenario della guerra. La percezione emergente da molti racconti orali accolti nei laboratori svolti nel settore della grande distribuzione organizzata e nei setting di cura è di generale frustrazione, sfiducia: la sensazione di vivere in un circolo vizioso generatosi dal nulla immerso in un'altalenante atmosfera di paura, rabbia e impotenza. La partecipazione ai diversi percorsi formativi SIMeN ci ha aiutato ad affrontare questa nuova emergenza anche grazie al gruppo di facilitatori che si è "messo in rete". Concludendo, impariamo a resistere osservando, ascoltando, apprendendo dalla resistenza altrui. Ognuno di noi ha la propria storia ed il processo per riesistere deve tener conto delle radici culturali, geografiche ed accoglierle come il più grande potenziale per un equilibrio omeodinamico. Tutto questo non si può fare da soli: R-esistere per risuonare con l'altro e nell'altro.

## BIGLIOGRAFIA

Byung-Chul H. (2021). La Società Senza Dolore, Ed. Einaudi.

Mencarelli D. (2022). Tutto chiede salvezza ed. Mondadori.

Demetrio D. (2021). All'antica. Una maniera di esistere Raffaello cortina Editore.

Madera Gordon Cappelletty R. (2020). Il caos del mondo e degli affetti", ed. Claudiana.

Calabrese S. (2019). Manuale di comunicazione narrativa, ed. Pearson.

Von Bertalanffy L. (1968). Teoria generale dei sistemi. Fondamenti, sviluppi, applicazioni, ILI.

Kuhn T.S. (1979). La struttura delle rivoluzioni scientifiche, ed. Einaudi.

Davies W. (2019). Stati Nervosi. Come l'emotività ha conquistato il mondo, ed Einaudi.

Masarati M.E. (1990). Uomo al plurale. Il rapporto tra individuo e gruppo, Spazio Tre Editore.

# Percepito e prospettive dell'industria farmaceutica sulla medicina narrativa

*Giulio Bigagli*
*Next Value Care Srl*

Il percepito dell'industria farmaceutica sul valore della medicina narrativa (MN) è ancora frammentato come dimostra l'indagine condotta su un campione di 10 aziende farmaceutiche dalla quale emerge una forte disomogeneità nelle risposte, segno di una cultura della medicina narrativa ancora da svilupparsi, sebbene esistano anche specifiche eccezioni. Infatti, all'affermazione "la MN rappresenta il completamento della medicina delle evidenze (EBM)" le risposte si posizionano mediamente attorno a quella centrale, "né d'accordo né in disaccordo (oppure non so)", sebbene siano rappresentate dal campione anche le altre possibili risposte (ad eccezione di "totalmente in disaccordo").

La seconda affermazione, ovvero "La MN è uno strumento che favorisce il dialogo con gli stakeholder e payer", ha invece riscosso maggiore consenso probabilmente per l'esperienza vissuta da alcune aziende intervistate rispetto a specifici progetti di medicina narrativa che evidentemente hanno coinvolto alcuni tipo di attori istituzionali (ad es. farmacisti ospedalieri).

La terza affermazione, cioè "La MN permette di ridurre la conflittualità medico-paziente", ha avuto molte risposte nel punto centrale "né d'accordo né in disaccordo (oppure non so)" anche se in questo caso la risposta è stata probabilmente dettata da una scarsa conoscenza dell'impatto della MN su tale tematica (prevalenza di risposte "non so").

Anche alla quarta affermazione, cioè "la MN favorisce l'aderenza terapeutica del paziente", le risposte hanno restituito un valore medio che si posiziona su "né d'accordo né in disaccordo (oppure non so)" ma in questo caso il risultato è stato la conseguenza di una netta polarizzazione delle risposte sui due estremi ("totalmente in disaccordo" e "totalmente d'accordo") evidenziando così una notevole disomogeneità culturale o esperienziale dell'industria farmaceutica rispetto all'efficacia della MN in quello specifico ambito.

Infine, la quinta affermazione, cioè "la MN favorisce la diagnosi corretta e tempestiva di una patologia", ha avuto un livello di concordanza medio basso con alcuni "totalmente in disaccordo"; in questo caso è certamente il fattore culturale ed esperienziale ad aver influito sulle risposte.

L'interpretazione degli esiti di questa indagine è pertanto che la MN rappresenta per le aziende farmaceutiche una leva rilevante per l'evoluzione del proprio modello di business e del proprio mindset; evoluzione che, oggi più mai, si rende necessaria per rispondere in modo più efficace ed efficiente alle sfide del futuro. Tale evoluzione dipende fortemente da due fattori: da un lato, dalla focalizzazione strategica sulla sostenibilità della propria soluzione terapeutica per i servizi sanitari regionali (SSR) anziché sul solo farmaco; dall'altro, dall'interazione integrata rispetto all'ecosistema sanitario (locale) anziché dall'interazione separata con singoli interlocutori considerati rilevanti. In tal senso la MN rappresenta in effetti una reale opportunità per le aziende farmaceutiche in quanto permette di trasformare il percepito sul farmaco da parte dei SSR, da motore di spesa a strumento per la sostenibilità. Inoltre, essa permette alle figure aziendali farmaceutiche di rapportarsi in modo efficace con tutti i livelli istituzionali rappresentando uno strumento concreto di miglioramento dei SSR sotto numerosi punti di vista (aderenza alla terapia, risoluzione conflitti, strumento di governance, benessere e qualità di vita). Per tali motivi Next Value Care ritiene che le aziende farmaceutiche e, oltre ad esse, anche tutti gli operatori che potrebbero beneficiare del miglioramento del benessere e della qualità di vita della popolazione (ad es. altri fornitori della sanità, banche, assicurazioni, utilities), dovrebbero contribuire al disegno e all'implementazione di progetti di medicina narrativa che coinvolgano l'intero ecosistema sanitario (locale) con l'obiettivo di rafforzare la propria reputazione e l'immagine di partner di valore per i diversi SSR.

# Dare voce alle immagini interiori. Prosa e poesia come strumento di esplicitazione dei vissuti dei coordinatori infermieristici durante il periodo pandemico

*Mara Rutigliano, Ivana Bernardi, Chiara Bider, Rosalia Buttà, Sergio Grubich, Lorena Mosca, Pietro Raco, Franco Raineri*
*Asl Bi*

## PREMESSE E SCOPO DELLO STUDIO

Al crocevia tra scienza e discipline umanistiche l'infermieristica si affaccia con uno sguardo privilegiato alla realtà sociale e sanitaria dell'individuo e della collettività. La pandemia da covid ha imposto a tutti gli attori coinvolti nell'organizzazione dei servizi alla popolazione una nuova e più incisa necessità di azione e pensiero. Lo studio condotto intende indagare i vissuti dei coordinatori dell'area distrettuale dell'ASL di Biella impegnati a sostenere i gruppi infermieristici nell'attività assistenziale ordinaria e straordinaria durante il periodo pandemico.

## MATERIALI E METODI

Due ore dedicate alle metodologie narrative attraverso cui il Rad e i coordinatori appartenenti a diverse aree distrettuali quali serd, psichiatria, cure palliative, cure domiciliari, casa circondariale, sono stati accompagnati a descrivere il proprio ruolo professionale attraverso una metafora, utilizzando liberamente alcune carte con immagini fortemente evocative. A seguito di un lavoro sul testo che prevede alcune consegne di strutturazione e destrutturazione degli elaborati, sono state prodotte alcune poesie attraverso cui è stato possibile condividere profonde riflessioni. La seconda parte dell'incontro ha permesso un ragionamento condiviso rispetto a vissuti di paura e leggerezza stimolati da parole selezionate in precedenza dal facilitatore e casualmente estratte da ogni partecipante al laboratorio. La parola estratta doveva istintivamente richiamare un sentimento legato alla paura o alla leggerezza; è stato il cambio di sguardo e prospettiva a far ragionare i presenti cambiando categoria alla parola attraverso un ragionamento accompagnato e condiviso col gruppo e con il facilitatore.

## RISULTATI

Fluidi come torrenti, in equilibrio come funamboli, all'interno di una torre di Babele, capaci come contenitori, accompagnati da una valigetta ricolma di attrezzi e competenze, i coordinatori accolti nel loro sentire possono ritrovare motivazione e riconoscimento. La condivisione permette alle nuove idee di emergere in un'ottica di crescita ed evoluzione. Riconoscere i propri vissuti permette di dominare la fatica del lavoro organizzativo evitando di essere preda delle proprie emozioni a favore di un lavoro consapevole, efficace ed etico. Dapprima la prosa e in seguito la poesia hanno permesso l'esplicitazione di vissuti non sempre facili da esprimere, da elaborare. In particolar modo la poesia, attraverso la parola polisemica, ha permesso ai presenti di addomesticare paure, tristezze, incertezze. Anche l'errore, attraverso il linguaggio poetico ha riacquistato dignità e valore in un'ottica di possibilità proiettata al futuro piuttosto che in uno stato di sterile senso di colpa. Resistenza, presenza, solidarietà, futuro, incertezza, attesa, organizzazione. Le parole, ancora una volta, non sono solo parole, simboli sul foglio bianco, ma emozioni che hanno scavato l'anima. Ferite aperte che hanno fatto breccia sull'etica, sul futuro, sulle organizzazioni di cui abbiamo la responsabilità. Abitare l'imprevisto è stata una sfida che ha portato ognuno ad orientarsi meglio verso l'altro e verso il proprio sé cercando un saldo equilibrio tra fermezza e leggerezza. Agganciati al proprio nucleo, ma capaci di sollevarsi verso l'ulteriore.


## CONCLUSIONI

La ricerca proposta non ha la pretesa di penetrare gli eventi nel loro divenire, ma al contrario l'intento è di restare sulla circonferenza dell'anima per promuovere una scoperta etica, rispettosa del sacro e misterioso vissuto di ognuno. La metodologia proposta è risultata efficace e utilizzabile in futuro per sostenere una comunicazione attenta ai vissuti del personale in circostanze particolarmente complesse come il periodo segnato dalla pandemia. L'arte al servizio della cura e la cura al servizio dell'arte in una direzione lungimirante attraverso cui occuparsi dell'esistenza e quindi occuparsi della morte, della malattia, della natura e del futuro. Il positivo riscontro da parte dei partecipanti ha sottolineato quanto metodologie attente all'individuo possano migliorare il clima interno e di conseguenza migliorare il rapporto tra curato e curante, ma anche l'intimo e centrale rapporto tra curante e l'alterità di colui che ha fatto della cura la propria missione professionale.

# ATTUALITÀ DELLA FARMACIA NARRATIVA

*Maria Ernestina Faggiano*
*AOU Policlinico Bari*

Un aspetto non sempre scontato della medicina narrativa è quello che riguarda la farmacia ospedaliera e de servizi farmaceutici territoriali che, ormai da qualche tempo, attraverso l'impegno di SIFO, Società Italiana dei Farmacisti Ospedalieri e dei servizi farmaceutici territoriali, si interessano fattivamente all'inserimento della metodologia della narrazione nelle pratiche quotidiane dell'attività ospedaliera e dei distretti, dediti alla dispensazione dei farmaci, nei team multidisciplinari di cui è parte integrante e nella didattica offerta agli allievi delle scuole di specializzazione in farmacia ospedaliera, attraverso l'organizzazione di laboratori e seminari. L'organizzazione di SIFO, infatti, permette di inserire trasversalmente tale disciplina. La struttura portante sono le aree scientifiche, che, seppur non sempre a carattere manageriale e gestionale, possono trovare giovamento scientifico e culturale dalla farmacia narrativa, che non è una contrapposizione o un'antitesi alla medicina narrativa, ma un voler caratterizzare una professione e dei professionisti che, nell'ambito delle scenario sanitario, per le poliedriche attività che svolgono, possono svolgere una rivoluzione copernicana imparando e insegnando in simultanea un modo di ascoltare e di restituire l'ascolto. Ciò non solo con i pazienti, che vedono nel farmaco e nel dispositivo medico e nella loro dispensazione la possibilità di guarigione, ma anche tra loro. L'essere professionisti di seconda o terza linea, cioè, dei professionisti nascosti a servizio della prima linea (medici ed infermieri), alcune volte sconosciuti e misconosciuti, può provocare sentimenti di scoramento e stanchezza che sfociano nella sindrome di burnout. La farmacia narrativa è un mezzo per uscirne fuori e costruire così percorsi di cura più efficaci. Del resto, il farmacista del SSN (sistema sanitario nazionale) è il professionista sempre presente nelle relazioni di cura perché la sua natale collocazione è quella del team. Basti pensare all'interfaccia che ha con tutti i rappresentanti del sistema salute (pazienti, reparti, strutture amministrative, strutture informatiche, strutture tecniche, strutture regolatorie) e ci si rende conto di come un approccio basato sull'ascolto profondo e una postura adeguata, narrativa appunto, possono favorire i tre elementi comunicativi della cura medica: umano, tecnologico e organizzativo. Da ciò ne consegue che la farmacia narrativa sfocia naturalmente nella sanità narrativa per agire efficacemente nei contesti sanitari, migliorarne il clima lavorativo, le relazioni all'interno dei team di cura e le relazioni tra curanti e pazienti. Quindi se il farmacista del SSN non mette a frutto le sue capacità non tecniche contribuisce al tracollo delle performance della sanità, uscendo fuori dal mandato che gli è proprio. Un'indagine condotta da SIFO e pubblicata nel 2019, evidenzia come la medicina narrativa, definibile come strumento di introspezione pratica, sia una materia imprescindibile anche per i farmacisti, in particolare per quelli in formazione. Se poi gli strumenti narrativi sono veicolati verso la strutturazione di studi qualitativi sarà possibile spiegare i contesti in cui si opera e di sicuro quelli in cui è presente il farmacista del SSN, non limitandosi ad un' interpretazione meramente tecnica di informazioni estratte da database amministrativi e di freddi conteggi, che pure sono, allo stesso modo della parte umanistica della nostra professione, il cardine del nostro lavoro. La farmacia narrativa entra in contesti quali la telemedicina, la farmacovigilanza, l'aderenza e la persistenza delle terapie, la logistica del farmaco e del dispositivo medico portando elementi innovativi e risolutivi nella gestione dei conflitti intra ed extra ospedalieri, nel lean management e nella sindrome di burnout, valorizzando i farmacisti del SSN, ma anche il contesto umano che insieme a lui crea relazioni di cura.

## BIGLIOGRAFIA

Scala D., Faggiano M. E. (2019). Medical Humanities e Medicina Narrativa. Indagine tra i farmacisti SIFO del Servizio Sanitario Nazionale (SSN) e tra gli specializzandi in Farmacia Ospedaliera Boll. SIFO ;65(5):287-294 doi 10.1704/3250.32190

COLLANA
"SALUTE E MEDICINA"

1. *La comunicazione sanitario-paziente*, di S. Ardis e M. Marcucci.

2. *La promozione del benessere. Strumenti per la sua valutazione*, a cura di S. Ardis

3. *Educare alla responsabilità. Scuola e sanità insieme per promuovere la salute e il benessere delle future generazioni*, a cura di S. Ardis

4. *Sulla carne umana*, di M. Marcucci e S. Ardis

5. *La promozione della salute e le disuguaglianze*, a cura di F. Lo Sasso e S. Ardis

6. *La promozione della salute in tutte le politiche e professioni*, a cura di F. Lo Sasso e A. Smaldone

7. *Promuovere la salute nella realtà virtuale e territoriale*, a cura di C. Faliva e C. Pierlorenzi

8. *Insegnanti smarriti. Guida alla gestione del lutto*, di S. Ardis, M. Marcucci e M. Caruso

9. *Trent'anni di Carta di Ottawa, vol. I*, a cura di S. Ardis, C. Bicchi e T. Carraro

10. *Strategie e modelli educativi per la promozione del benessere*, a cura di S. Ardis e C. Bicchi

11. *Trent'anni di Carta di Ottawa, Vol II*, a cura di S. Ardis e C. Bicchi

12. *Rigenerare per la promozione della Salute*, a cura di S. Ardis, G. Guidi, M. Pacitti, P. Scattola

13. *Potenza delle reti nella promozione della salute*, a cura di F. Lo Sasso e A. Smaldone

14. *La resilienza nella promozione della salute*, a cura di G. Guidi, S. Caponetto e S. Ardis

15. *La comunicazione in ambulatorio*, di S. Ardis

16. *Infermieristica e infezione da SARS-CoV-2*, a cura di S. Ardis, G. Guidi, M. Maielli

17. *Covid punto accapo. Volume I*, a cura di S. Ardis e G. Gemignani

18. *Televisita. Manuale di comunicazione e linee guida nazionali di telemedicina*, a cura di S. Ardis e C. Mazzatenta

19. *Covid punto accapo. Volume II*, a cura di S Ardis e G. Gemignani

20. *Arte e medicina. Il medico, il paziente e la malattia nei secoli*, di R. Domenici

21. *La medicina narrativa nella ricerca e nella pratica clinica*, a cura di S. Polvani